专治
浑身不对劲

[日]小林弘幸 著

何源 译 黄俊红 审校

1分钟自主神经体操
改善睡眠、调节情绪
及缓解疲劳

人民邮电出版社

北京

图书在版编目（CIP）数据

专治浑身不对劲：1分钟自主神经体操改善睡眠、调节情绪及缓解疲劳 / （日）小林弘幸著；何源译.
北京：人民邮电出版社，2025. --（健康·家庭·新生活）. -- ISBN 978-7-115-65682-7

Ⅰ. R161

中国国家版本馆 CIP 数据核字第 2024J6W646 号

版 权 声 明

免 责 声 明

内 容 提 要

　　在现代社会，人们经常面临着各种无法用常规医学检查找出原因的身体不适，如睡眠质量差、便秘、腹泻等。这些症状往往是由自主神经紊乱引起的。本书专注于通过调节自主神经使身体恢复健康。本书提出了"1分钟自主神经体操"作为改善自主神经的锻炼方式，该体操动作简单易行，无须特殊器械和场地，适合所有年龄和性别的人群，也不会产生副作用。本书适合自主神经紊乱的人士阅读，可以帮助他们通过运动改善相关症状，从而更健康地生活。

◆　著　　　　[日] 小林弘幸
　　译　　　　　　何 源
　　责任编辑　　刘日红
　　责任印制　　彭志环
◆　人民邮电出版社出版发行　　　　北京市丰台区成寿寺路 11 号
　　邮编　100164　　电子邮件　315@ptpress.com.cn
　　网址　https://www.ptpress.com.cn
　　北京九天鸿程印刷有限责任公司印刷
◆　开本：880×1230　1/32
　　印张：4.375　　　　　　　　　　2025 年 8 月第 1 版
　　字数：72 千字　　　　　　　　　2025 年 8 月北京第 1 次印刷
　　著作权合同登记号　图字：01-2024-3929 号

定价：39.80 元
读者服务热线：**(010)81055296**　印装质量热线：**(010)81055316**
反盗版热线：**(010)81055315**

身体莫名不舒服、睡眠不佳、乏力、疲劳感难以消除、长期便秘、经常拉肚子、肠胃不适、头晕、情绪低落、心悸、吞咽困难……

当身体出现上述症状时，去医院检查出病因后就能够进行针对性治疗。但也常常会出现这样的情况：有些人身体明显感觉不舒服，却检查不出任何异常。

如果查不出病因，患者就会更加焦虑。再加上周围的人无法理解自己，他们可能会默默承受煎熬与痛苦。也许本书的读者中，很多人都有过这样的经历。

这种情况并非"心理作用"，也不能通过"调整心态"来治疗。身体不舒服，到医院也检查不出问题，这很可能是"自主神经紊乱"引起的。

最近，电视和杂志上经常出现"自主神经"的相关报道，大家应该或多或少都听过这个词。自主神经是能够按照自发规律进行自身调节、不受主观意识控制的神经。它在维持生命体征的过程中发挥着重要作用。比如，我们平常不需要下意识控制，就可以完成呼吸、心脏跳动等动作，这都是自主神经在发挥作用。

自主神经通过控制内脏、血管活动来保持身体健康。但是它非常脆弱，出现一些小状况就可能导致自主神经难以正常运转。接着，内脏和血管功能就会受到影响，身体各部位出现问题，从而损害身心健康。这就是所谓的"自主神经紊乱"。

一直以来，人们都说："现代人生活在充满压力的社会中。"但如今，我们正承受着比以往更甚的压力。

比如，随着计算机和智能手机的逐渐普及，数字化社会迅速发展，我们也被迫适应从传统社会到数字社会的巨大转变。在这样的情况下，我们每天都被铺天盖地的信息所包围，很难保证心灵有休憩的时间。

在公司，提高效率、不断产出成果已经成为硬性要求。

随着人口老龄化问题的加剧，许多人也面临各种各样家庭压力：花精力照顾老人、与家里人相处、感到孤独，以及在经济方面缺乏安全感。

上述压力是导致自主神经紊乱最主要的原因，这些压力会

==对身心健康造成严重影响。==不同的人表现出的症状也不相同，从生理方面的症状，如睡眠不佳、身体发冷、头重脚轻、手脚麻木，到心理方面的症状，如焦虑、烦躁、抑郁等，形式各异。==如果您突然感觉身体不舒服，很可能就是自主神经紊乱导致的。==

但遗憾的是，上述症状仅靠医院治疗无法解决，因为目前还没有能够治疗自主神经紊乱的方法。当然，医院能够针对具体症状采取措施，因此最好还是尽快去医院接受治疗。这固然重要，但如果不解决根本原因——自主神经紊乱，即使症状暂时消失，复发的可能性还是很高。==因此，要应对这些莫名的不适症状，调节自主神经非常重要。==

我希望大家都能够试试本书中介绍的"==1分钟自主神经体操=="。这套体操是最新研究出的运动方法，由指导过多位顶尖运动员的医生末武信宏博士和我共同开发。每个动作都非常简单，但所有动作都经过对解剖学、运动生理学和自主神经方面的深入研究，并通过自主神经测量仪器证实了其有效性。==这是经过科学验证的、能够调节自主神经的全新运动方法（实际上是一种能够锻炼到细胞层面的运动方法）。==

请看下页这幅图。这是做第64页所介绍的"全身拉伸"前后展示自主神经活动变化的图。中间的图横轴代表交感神

1分钟自主神经体操"全身拉伸"

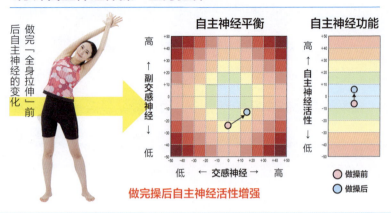

做完"全身拉伸"前后自主神经的变化

自主神经平衡

高 ↑ 副交感神经 ↓ 低

低 ← 交感神经 → 高

自主神经功能

高 ↑ 自主神经活性 ↓ 低

○ 做操前
○ 做操后

做完操后自主神经活性增强

经（使身心进入活跃状态的自主神经），纵轴代表副交感神经（使身心进入放松状态的自主神经），右图表示自主神经的活性。

可以看到，<mark>在做完1分钟自主神经体操后，交感神经和副交感神经更加活跃，二者的关系更加平衡，自主神经的活性也有所提升。</mark>

事实上，许多人在做完1分钟自主神经体操后都会感觉身体出现了变化，比如<mark>"心情舒畅了""身体暖洋洋的""睡得很香"</mark>等。而且随着坚持锻炼，<mark>常年困扰人们的症状也能够得到缓解。</mark>我也从患者那里听到许多好消息，比如<mark>"不再容易累了""情绪稳定了""多年的便秘有所缓解""变得更开朗了""高血压降下来了""腰也不痛了"</mark>等。

可能有很多人觉得自己"不擅长运动""身体不舒服，不想运动"。但是请不用担心，本书中介绍的体操"做一套只需要1分钟"，非常简单，不限年龄、不限性别，<mark>任何人都能轻松上手。</mark>

同时，为了方便忙碌的人和懒得动的人做操，我将分早、中、晚三个时段介绍这套体操，让它能够轻松融入您的日常生活的节奏中。不需要任何道具辅助，也不像吃药一样有副作用，而且它的效果已经被患者所证实。不管是谁，都能够轻松又快速地通过做体操调节自主神经。

此外，本书还介绍了调节自主神经的生活习惯，<mark>内容从自主神经相关的基础知识到具体的调节方法一应俱全，让大家能够从理论和实践两方面了解自主神经。</mark>如果本书能够让大家摆脱莫名的身体不适，健康、充满活力、开朗地度过每一天，那真是荣幸之至。

顺天堂大学医学部教授　小林弘幸

改善 高血压 、 高血糖 ！ 提高 免疫力 ！
延缓 衰老 ！ 增强 精神力量

1分钟自主神经体操的
10大效果

效果 1

促进血液循环

· · · · · ·

在做1分钟自主神经体操时，应该一边放慢呼吸节奏一边进行。采用腹式呼吸时，膈肌进行大幅度运动，能够有效刺激周围的自主神经。最终使副交感神经（使身心进入放松状态的自主神经）作用增强，血管扩张，全身血液循环更加畅通。

效果 2

调理便秘

· · · · · ·

自主神经有控制肠道蠕动的作用。因此，当自主神经紊乱时，肠道蠕动变慢，从而导致便秘。1分钟自主神经体操可以调节自主神经平衡，促进肠道蠕动，以调理便秘。同时，调节自主神经还有助于改善肠道环境，对治疗腹泻也有一定帮助。

效果 3

提高免疫力

· · · · · ·

血液中的白细胞影响着人体免疫力。白细胞分为"粒细胞""单核细胞"和"淋巴细胞"，自主神经调节着粒细胞和淋巴细胞的平衡。如果将自主神经调节至平衡状态，白细胞也会更加平衡，从而提高免疫力。此外，肠道环境得到改善，存在大量免疫细胞，也有助于提高免疫力。

效果 4

延缓衰老

· · · · · ·

副交感神经功能在20岁左右达到顶峰，在男性30多岁和女性40多岁时出现明显下降。当副交感神经功能下降时，血管收缩，血液循环变慢，导致皮肤、头发、体形等外观方面变得衰老，大脑和器官也出现功能下降的情况。通过做1分钟自主神经体操，可以促进血液循环，有助于延缓衰老所引起的各种变化。

改善高血压、高血糖

做完1分钟自主神经体操后，副交感神经更加兴奋，血管变得松弛，使血压下降。自主神经和激素共同作用调整着身体状态，因此当自主神经处于平衡状态时，能够促进胰岛素分泌，从而起到降低血糖的作用。

提高睡眠质量

我们的身体通过从活动模式（交感神经占主导地位）切换到休息模式（副交感神经占主导地位）来进入睡眠。睡前做一套1分钟自主神经体操，可以让自主神经切换更顺畅，从而改善睡眠质量，促进深度睡眠。

精神强化

当我们感受到紧张或压力时，呼吸会变浅变快。这会导致自主神经紊乱，从而放大负面情绪，形成恶性循环。血流不畅也会影响身体运动，降低表现水平。调节好自主神经，可以促进脑部和身体供血，稳定情绪。面对紧张情绪或压力时也会更加从容，表现得更加积极。

预防阿尔茨海默病

当脑部供血不足时，β淀粉样蛋白和tau蛋白等容易引发阿尔茨海默病的物质更易堆积，这会增加阿尔茨海默病的发病风险。做1分钟自主神经体操可以促进包括脑部在内的血液循环，防止此类诱发阿尔茨海默病的物质堆积。此外，供血增加也有助于向脑部供氧和神经细胞活化，对预防阿尔茨海默病也有帮助。

健康减肥

血流不畅是导致肥胖的原因之一。当血流不畅时，本应成为能量来源的营养物质会堆积，变为内脏脂肪和皮下脂肪。自主神经调节至平衡状态后，可以促进血液循环，提高基础代谢（不运动时的能量消耗）。不采取极端的节食方法、不进行大强度的运动也可以轻松减肥。

缓解怕冷、疲劳和肩膀酸痛

体内产生的热量通过血液传播，将体温维持在一个稳定的水平。当身心感到紧张时，血管会收缩，导致血流不畅，从而妨碍血液循环，引起怕冷症状。同时，体内垃圾也难以排出，导致疲劳和肩膀酸痛。调节好自主神经可以促进血液循环，对缓解怕冷、疲劳和肩膀酸痛有一定帮助。

实证！

做完1分钟自主神经体操后，交感神经和副交感神经都更活跃！

心脏的跳动，也就是心率有着微妙的波动，这些波动与自主神经密切相关。"自主神经测量系统"（由 BioCom Technology 公司研发）很好地利用了这一点。它可以通过解读心电图波形的微妙波动进行分析，检测自主神经功能状态。

利用这一系统，我们对做操前和做操后5分钟的志愿者进行了检测。结果表明：做完操后自主神经的状态更加兴奋，交感神经和副交感神经的表现也有所增强，这都得益于本书介绍的"1分钟自主神经体操"。

顺天堂大学医学部兼职讲师

荣诊所所长　　　　　　　　　　　末武信宏博士

自主神经最理想的状态，是交感神经和副交感神经在平衡状态下都能高效运转。本书中介绍的每一套"1分钟自主神经体操"，做完后都会让自主神经达到高水平的平衡状态，还可以使自主神经的状态大幅活跃。经过反复试验，我们精挑细选出便于进行且效果显著的体操加以介绍，希望它能成为您的日常习惯，帮助您摆脱莫名的身体不适。

做完1分钟自主神经体操5分钟后，测量自主神经兴奋程度

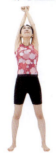

1分钟自主神经体操

双手交叉转动上半身

双手手腕交叉于头顶，双手握拳、松拳的同时上半身大幅度向左、向右各摆动一次。

详细方法见第70页▶

做完1分钟自主神经体操中的"双手交叉转动上半身"后，
自主神经的变化

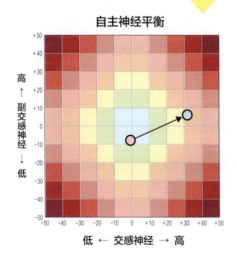

自主神经平衡

高 ↑ 副交感神经 ↓ 低

低 ← 交感神经 → 高

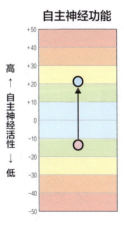

自主神经功能

高 ↑ 自主神经活性 ↓ 低

○ 做操前   ○ 做操后

做操后交感神经和副交感神经更加兴奋，
自主神经保持高水平平衡状态。

第10章 失眠、高血压、头晕、腰痛、多年便秘都能有所改善！
做1分钟自主神经体操的案例合集   125

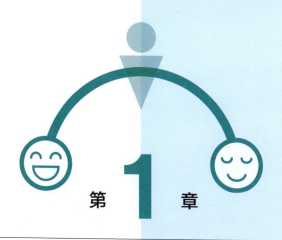

第 **1** 章

上了年纪容易出现各种症状，比如慢性**疲劳**、**身体乏力**、**情绪低落**，去医院也**检查不出问题**，这很可能是**自主神经紊乱**引起的

"早上起床困难""总是感觉累""容易紧张""容易担心"是自主神经紊乱的信号

"睡醒觉还是觉得很累""身体发沉，早上起床很困难""总是紧张，容易陷入焦虑""担心的事情太多"——随着年龄的增长，这样的烦恼可能会越来越多。许多人会认为这是因为"上了年纪"，但实际上，这些症状可能是由于自主神经紊乱所致。

自主神经分为两种，即活动时占主导地位的交感神经和休息时占主导地位的副交感神经。当这两种自主神经处于良好的平衡状态时，身体能够保持在最佳状态。但自主神经非常敏感，因此日常生活中小小的波动就可能导致自主神经紊乱。

比如，心理方面的压力很容易导致自主神经紊乱。不规律的生活习惯、生活环境的变化、睡眠不足、季节变化、更年期、气压变化、天气冷热、空气湿度、过度使用计算机和智能手机等都可能是导致自主神经紊乱的原因。

随着年龄的增长，自主神经的平衡也更容易受到影响，因为随着人的年龄增长，副交感神经的功能会有所下降。

导致自主神经紊乱的原因多种多样，因此很多人在没有意识到的情况下就会出现自主神经紊乱的情况。

自主神经原本负责连接大脑和身体，控制血管和内脏的功能，调节身体内环境。因此，自主神经紊乱会导致身体各个部位出现问题，对生理和心理都会产生负面影响。它的症状因人而异，除了上面提到的症状，还可能出现容易累、身体乏力、头重脚轻、头晕、食欲不振、注意力低下等情况（详细内容请见第23页）。

也许你们当中有人也有过这样的经历：感觉身体不舒服，去医院检查却没有发现什么明显的异常；或者是感觉不舒服，却只归为"上了年纪"的原因，因此没有去医院。

实际上，这类莫名的身体不适大部分都是自主神经紊乱的明显征兆。

如果出现"咽不下食物""总是便秘""睡不着觉""浑身疼""感觉疲劳"等症状，表明自主神经紊乱已经非常严重

"咽不下食物""总是便秘""睡不着觉""浑身疼""感觉疲劳"，如果您觉得自己有上述症状，最好尽快解决，因为这些症状很可能是自主神经严重紊乱的表现。

比如"咽不下食物"这种情况。很多人会抱怨："感觉有东西卡在喉咙里""喉咙里有一种压迫感"。我们把将食物放进嘴里吞咽的行为叫作"摄食-吞咽"。摄食-吞咽分五个步骤进行：①知道吃的是什么并将其吃进嘴里；②咀嚼食物，并将其与唾液混合成便于吞咽的块状物（食块）；③用舌头把食块送进喉咙；④为了防止误吞，关闭口腔通往气管和鼻腔的通道，然后将食块从喉咙送入食道；⑤依靠重力和收缩食管肌肉，将食块送到胃里。

虽然我们平常很自然地就能完成摄食-吞咽动作，但实际上这一过程需要众多器官、肌肉和神经协调，很复杂也很精密。而自主神经就是支撑这一过程完成的神经之一。因

此，当自主神经紊乱时，摄食－吞咽的过程也会受到干扰，导致我们很难咽下食物。自主神经同时也控制着唾液的分泌，如果唾液分泌量减少，喉咙就会感觉不舒服，产生压迫感。

除了摄食－吞咽，肠胃活动也能反映出一个人的心理状况。在肠道中，食物通过蠕动移动到肛门附近，这一过程也由自主神经控制。当交感神经发挥作用时，肠道蠕动会停滞，而当副交感神经发挥作用时，肠道蠕动则会变得更加活跃。因此，当焦虑或紧张导致自主神经紊乱时，肠道的蠕动可能会变差而导致便秘，或是蠕动过快而导致腹泻。

问题是，如果不及时调节自主神经，症状可能会继续恶化，甚至引发其他病症。自主神经涉及身体各个部位和功能，它们相互关联，如果其中一项出现问题，其他部位也会受到影响，并最终影响日常生活，导致身体状况进一步恶化。因此，及时调节自主神经非常重要。

自主神经紊乱会导致生理和心理出现各种不适。在变化飞快的今天，**自主神经功能失调**患者**正在迅速增加**

我们的生活经历着巨大的变化，"自主神经功能失调"的患者也在急剧增加。所谓自主神经功能失调，是指因自主神经紊乱而出现的各种症状。

自主神经功能失调症状的表现因人而异，因此没有具体的诊断标准。通常情况下，如果出现因自主神经紊乱导致的身体不适，且检查结果没有发现明显异常，一般会被诊断为自主神经功能失调。

然而，即使被诊断为自主神经功能失调，如果只在特定的器官或部位表现出明显的症状，可能会被冠以其他称呼。比如，长期反复出现腹泻、便秘、腹痛叫作"肠易激综合征"，突然感到呼吸困难、胸闷叫作"通气过度综合征"等。

压力是导致发生自主神经功能失调的主要原因。压力会给心理和身体带来紧张情绪，但如果压力较小或承受压力的时间间隔较长，这种影响就会比较轻微。然而，如果压力过

自主神经功能失调的主要症状

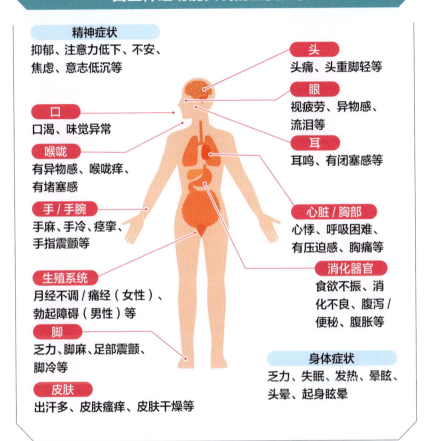

精神症状
抑郁、注意力低下、不安、焦虑、意志低沉等

头
头痛、头重脚轻等

眼
视疲劳、异物感、流泪等

耳
耳鸣、有闭塞感等

口
口渴、味觉异常

喉咙
有异物感、喉咙痒、有堵塞感

手 / 手腕
手麻、手冷、痉挛、手指震颤等

心脏 / 胸部
心悸、呼吸困难、有压迫感、胸痛等

消化器官
食欲不振、消化不良、腹泻 / 便秘、腹胀等

生殖系统
月经不调 / 痛经（女性）、勃起障碍（男性）等

脚
乏力、脚麻、足部震颤、脚冷等

皮肤
出汗多、皮肤瘙痒、皮肤干燥等

身体症状
乏力、失眠、发热、晕眩、头晕、起身眩晕

大或承受压力的时间过长，身体和心理会被迫长期处于紧张状态。

身心处于紧张状态时，交感神经占据主导地位，其与副交感神经之间的平衡状态会被打破，从而导致自主神经紊乱，身体感觉不舒服。

　　自主神经控制着全身器官的活动，因此，一旦神经平衡遭到破坏，就会出现各种生理、心理问题。可能不止出现一个症状，很有可能是多个症状同时出现。此外，症状可能分不同时段或不同日期发作，时好时坏，这也是自主神经紊乱的特点之一。

　　有很多人怀疑自己存在自主神经功能失调，却不知道该去哪个科室就诊。如果出现明显的症状，可以去对应的内科、妇科、耳鼻喉科等科室就诊。如果检查后依然找不到病因，情况也没有好转，可以选择去心理科或精神科就诊。

　　自主神经功能失调本身并不会危及生命，但如果不及时治疗，症状可能会恶化，治疗起来会更加困难，甚至可能导致抑郁症，使生活质量明显下降。如果症状长期持续，请及早就医并接受相应的治疗。

注意！过度节食、在网上胡乱搜索病因、社交媒体疲劳都会导致自主神经紊乱，许多人患上生理和心理方面的疾病，这已经成为严重的问题

自主神经紊乱的原因大多隐藏在日常生活中，比如减肥。如果在正常范围内减肥，完全没有问题，但有的人为了减肥而过度节食或只吃某类食物，这会导致肠道环境被破坏。肠道和自主神经息息相关，肠道环境紊乱会导致自主神经紊乱，因此一定要注意保护肠道。

过度使用智能手机和计算机也是导致自主神经紊乱的原因之一。近年来，网络和社交媒体的普及让人们能够轻松获取想要了解的信息。

比如与疾病相关的信息。不舒服的时候，大家都会担心自己的身体。在网上搜索自己的症状，可以了解自己可能患有哪些疾病。但是，如果这个时候发现自己的症状可能和某些严重疾病类似，您会不会感到非常担心和恐惧？即使尚未确诊。

因不确定的信息而困扰，从而导致心理出现问题，像这

样的情况我们称之为"网络疑病症"。很多时候，焦虑和恐惧会导致自主神经紊乱，从而进一步引发身体不适。如果身体不舒服，比起自己上网查资料，去医院就诊是更明智的做法。如果检查结果没有问题，就可以放心；如果不幸患病，也可以及早开始治疗。

除了网络疑病症，长时间使用社交媒体交流也会让人感觉疲劳、痛苦，"社交疲劳症"已经成为严重问题。由英国皇家公共卫生协会发起的、以英国年轻人为对象的一项调查发现：长时间使用社交媒体会导致"焦虑、抑郁、失眠越来越严重"。同时调查显示，长时间使用社交媒体容易导致自己与他人进行比较，会加剧孤独感和外貌方面的自卑感。社交媒体在无形之中给许多人带来巨大压力。

综上所述，接收过多的信息有时会导致自主神经紊乱，从而引发身体不适。我们要知道，信息便利是一把双刃剑，如今接触各种信息确实很方便，但它同时也会对自主神经造成不良影响，因此要善于分辨各种信息。

是成为一个精力充沛、年轻有朝气的人，还是过着不断失败、消极沮丧的生活，**实际上由自主神经决定**

　　人体（成年男性）约由 36 万亿个不同细胞组成。这些细胞并非毫无秩序地存在于体内，而是由发挥相同作用的细胞聚集在一起，形成神经和肌肉等组织。然后不同组织聚集起来，形成胃、肠、心脏等器官。人体最小的单位——细胞，从血液中获取营养和氧气作为能量来源。如果血液中缺乏足够的营养和氧气，或者血液循环不畅，细胞的活动就会变慢，各个组织和器官的功能也会受到影响，从而威胁健康。

　　血液循环、血液功能与自主神经密切相关。如果自主神经保持平衡状态，血液循环就会畅通无阻，将新鲜的营养和氧气输送到全身；同时，体内垃圾也会被有效处理，从而延缓衰老。这样就可以保持健康年轻的状态。

　　自主神经对运动和学习的表现也会产生重大影响。比如，如果自主神经紊乱，肌肉中的血液供应就会受阻，从而容易产生疲劳感。同时脑部的血液循环也会受阻，从而影响判断力和注意力，自然而然导致运动、学习的表现下降。这样一来，压力会逐渐累积，导致自主神经进一步紊乱，形成恶性循环。

从我指导过的许多顶尖运动员和商人来看，所谓"一流的成功人士"在日常生活中都会注意保持良好的自主神经状态，让交感神经和副交感神经在高水平的平衡状态下发挥作用。可以说，一流的成功人士与普通人最大的区别就在于自主神经的状态。

"希望自己始终精力充沛，年轻有朝气"，这恐怕是所有人共同的愿望。应该没有人愿意过着不断失败、消极沮丧的生活。而选择哪种生活方式，取决于自主神经能否一直保持在高水平的平衡状态。

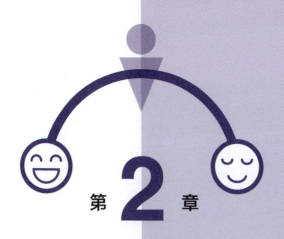

第 2 章

能够了解自己的自主神经

是否紊乱、到医院看什么病、自己

是否脆弱，以及压力强度等级的

自主神经检查表

最新版**自主神经测试**，能够帮助您了解自己的自主神经是否紊乱、紊乱类型和最佳调节方法

　　自主神经分为两种类型：一种是能够使身心进入活跃状态的交感神经，另一种是使身心进入放松状态的副交感神经。两种自主神经都保持较高水平，活跃时交感神经稍占优势，而放松时副交感神经稍占优势，这是比较理想的平衡状态。

　　首先，让我们来检查一下您的自主神经状况。请从下一页的问题中，选出您认为最符合自己的答案，并计算出A项和B项的得分。

自主神经测试

请从①～⑩的问题中各选出一项最符合自己的选项，然后把该选项对应
的 A 和 B 的得分分别相加，得出 A 和 B 的总分。

问题	✔	最符合自己的	A	B
① 睡 眠	☐	躺到床上很快就能睡着	+ 1	+ 1
	☐	晚上睡得再好，白天也会犯困	+ 1	0
	☐	想睡觉却怎么也睡不着	0	+ 1
	☐	很难入睡，即使睡着也会半夜醒来	− 1	− 1
② 工作、 学习方面 家务、	☐	感受到其中的价值，觉得自己能取得一定成果	+ 1	+ 1
	☐	缺乏干劲，嫌麻烦，一干活就困	+ 1	0
	☐	一想到做不到的事情就焦虑，试图集中精力去做	0	+ 1
	☐	对做不到的事情感到焦虑，但身体条件又不允许做这些事	− 1	− 1
③ 食 欲	☐	一到饭点就饿，吃得很香	+ 1	+ 1
	☐	吃完饭很快就会饿，肚子还会叫	+ 1	0
	☐	集中精力工作的话，肚子感觉不到饿	0	+ 1
	☐	没有食欲，或者明明不饿却一直在吃	− 1	− 1
④ 饭 后	☐	感觉不到胃胀或胸闷	+ 1	+ 1
	☐	吃得很饱但很快又饿了	+ 1	0
	☐	饭后经常胃胀	0	+ 1
	☐	饭前饭后经常胃痛	− 1	− 1
⑤ 有必须解决 的问题时	☐	可以立即找出对策，并付诸行动	+ 1	+ 1
	☐	不知不觉就会想起其他事情，无法集中思考	+ 1	0
	☐	绞尽脑汁思考对策，由于过度思考而焦虑	0	+ 1
	☐	想思考对策却无法集中注意力，缺乏干劲	− 1	− 1

接下页

问题	✔	最符合自己的	A	B
⑥ 每天的疲劳程度	☐	轻度疲劳，但睡一觉就能恢复	+1	+1
	☐	累了很快就能睡着，但白天还是很累	+1	0
	☐	长期疲劳无法缓解，但在工作等方面可以坚持	0	+1
	☐	做什么都嫌麻烦，经常感到疲劳	−1	−1
⑦ 精神方面	☐	工作时绷紧神经，回家后放松下来	+1	+1
	☐	没什么压力，但是经常发呆	+1	0
	☐	一整天都很紧张，放松不下来	0	+1
	☐	焦虑和害怕的情绪强烈，不想思考只想睡觉	−1	−1
⑧ 手脚冰凉	☐	一年四季都不会感到寒冷	+1	+1
	☐	不觉得冷，反而经常感觉很暖和，容易犯困	+1	0
	☐	洗完澡没多久手脚就变冷	0	+1
	☐	手脚太冷睡不着，手脚的颜色也很苍白	−1	−1
⑨ 体重增加	☐	长期保持稳定	+1	+1
	☐	不知不觉就吃多了，容易发胖	+1	0
	☐	压力大的时候容易发胖	0	+1
	☐	1年减了5千克体重	−1	−1
⑩ 个人现状	☐	干劲满满，身心都感觉幸福	+1	+1
	☐	没有太大的问题，总体来说还算幸福	+1	0
	☐	每天都会接受新鲜刺激，非常充实	0	+1
	☐	感到迷茫与不安，总是情绪沮丧	−1	−1

合计	A＿＿＿＿＿分　　　B＿＿＿＿＿分

※A表示副交感神经的作用，B表示交感神经的作用。

测试结果			
A、B 均大于等于 8 分	➡	类型①	交感神经和副交感神经都很活跃
A 小于等于 7 分，B 大于等于 8 分	➡	类型②	交感神经活跃 副交感神经不活跃
B 小于等于 7 分，A 大于等于 8 分	➡	类型③	副交感神经活跃 交感神经不活跃
A、B 都小于等于 7 分	➡	类型④	交感神经和副交感神经都不活跃

※这只是一个指南。如果身体持续出现不适，请去医院就诊。

类型①

也就是所谓"自主神经稳定"的理想状态，身体状况良好，有干劲，可以活力满满地过好每一天。

对策 为了保持这样的状态，建议注意饮食、睡眠和运动，保持作息规律的生活习惯。

类型②

现在比较常见的一种类型，身心经常处于紧张状态。当交感神经持续占据优势时，免疫力会下降，容易生病，高血压、糖尿病和血脂异常的风险也会增加。

对策
◆ 建议放慢呼吸节奏，有意识长出气。
◆ 或者保持轻松的心态，慢慢来，小心行事。

类型③

副交感神经持续占据优势时，免疫力会过度反应，容易引发过敏性疾病，如鼻炎、花粉症等。同时，也容易导致肥胖和抑郁症，需要注意！

对策
◆ 建议早上起床后立即晒晒太阳，好好吃早餐。
◆ 白天适当运动。

类型④

交感神经和副交感神经都不活跃的情况下，容易疲劳，身体会出现各种不适，情绪也会变得沮丧。

对策
◆ 建议您保持规律的生活习惯，避免突然剧烈运动，可以从轻松的运动开始。

对于类型①的人来说，可以保持良好状态。
对于类型②、③、④的人来说，需要调节自主神经。
不管测试结果如何，建议大家都来尝试一下本书中介绍的**1分钟自主神经体操**。

能够推断出您是否患有**自主神经功能失调**的**自主神经紊乱度检查表**

自主神经紊乱度检查表

在符合的选项前打√，然后把打"√"的个数相加进行判断

✓	项　目
☐	容易感冒，还很难治好
☐	经常手脚冰凉
☐	手心和腋下容易出汗
☐	经常呼吸困难
☐	容易心悸
☐	经常胸痛
☐	经常感觉头沉
☐	眼睛容易疲劳
☐	鼻子总是堵
☐	经常头晕
☐	站起来容易晕
☐	经常耳鸣
☐	容易口渴
☐	舌苔发白

接下页

　　自主神经紊乱会引发许多症状，如头痛、头晕、焦躁、不安、睡眠不佳、疲惫等。这些症状由自主神经紊乱导致，因此被称为"自主神经功能失调"。

　　自主神经功能失调如果得不到及时治疗，会导致症状加重、生活质量降低，因此应该重视起来。

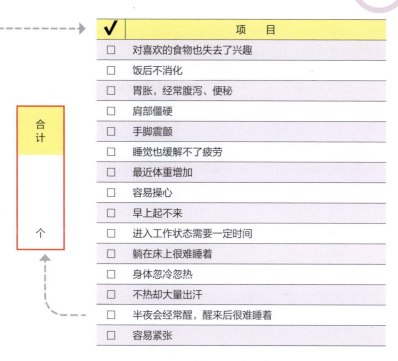

✓	项　　目
☐	对喜欢的食物也失去了兴趣
☐	饭后不消化
☐	胃胀，经常腹泻、便秘
☐	肩部僵硬
☐	手脚震颤
☐	睡觉也缓解不了疲劳
☐	最近体重增加
☐	容易操心
☐	早上起不来
☐	进入工作状态需要一定时间
☐	躺在床上很难睡着
☐	身体忽冷忽热
☐	不热却大量出汗
☐	半夜会经常醒，醒来后很难睡着
☐	容易紧张

合
计

个

接下来，让我们看看自己是否存在自主神经
功能失调的情况。

测 试 结 果

1～5个　➡　可能存在自主神经紊乱。如果想维持现状，除了生活作息要规律，还要用适合自己的方法尽快排解压力，比如培养爱好。

6～10个　➡　自主神经轻微紊乱。按时吃饭、适当运动、保证充足的睡眠能够改善症状，但首先要搞清楚自己压力大的原因。

11～20个　➡　自主神经已经紊乱，身体出现诸多症状。如果长时间身体不舒服，请加以重视，尽快到医院就诊。

21个及以上　➡　已经出现相当严重的症状。除自主神经功能失调，可能还患有其他疾病，请尽快到医院就诊。

※测试结果只能作为粗略的判断标准，具体情况请到医院就诊。

判断您究竟是"抗压能力强"还是"抗压能力弱"的**压力耐受度评定表**

压力耐受度评定表（STCL）

在每一个选项中选出最符合自己的情况并画〇，然后把所得分数相加。

	项　　目	几乎不	有时	经常	总是
①	能够做出冷静的判断	1	2	3	4
②	性格开朗	1	2	3	4
③	喜欢展现自己	1	2	3	4
④	感到开心	1	2	3	4
⑤	在乎别人的看法	4	3	2	1
⑥	乐观积极	1	2	3	4
⑦	容易羡慕别人	4	3	2	1
⑧	好动	1	2	3	4
⑨	经常责怪他人	4	3	2	1
⑩	能看到别人的优点	1	2	3	4
⑪	擅长与人交际	1	2	3	4

接下页

==不同的人感受和排解压力的方式各不相同==。面临相同程度的压力，有的人可能毫不在意，而有的人却会大发雷霆。

项　目	几乎不	有时	经常	总是
⑫ 收到来信马上回复	1	2	3	4
⑬ 心态平和	1	2	3	4
⑭ 喜欢探究真相	1	2	3	4
⑮ 喜欢操心	1	2	3	4
⑯ 会表达谢意	1	2	3	4
⑰ 朋友很多	1	2	3	4
⑱ 家庭氛围不和谐	4	3	2	1
⑲ 工作压力大	4	3	2	1
⑳ 有自己的爱好	1	2	3	4

几乎不	有时	经常	总是
分	分	分	分

合计	
	分

如果压力一直积攒，自主神经平衡就容易遭到破坏，因此我们必须了解自己能够承受多大程度的压力。

压力耐受度的判断标准	
20～39分 ➡	抗压能力较弱
40～49分 ➡	抗压能力适中
50～80分 ➡	抗压能力较强

（折津政江、村上正人等人开发）

注意这类"日常事件"！导致自主神经紊乱的压力强度评估

精神压力强度评估			
伴侣死亡	100	大的个人成就	28
离婚	73	伴侣就业 / 失业	26
分居	65	入学 / 毕业	26
拘留	63	生活环境变化	25
亲属死亡	63	习惯变化	24
受伤或得病	53	与领导产生纠纷	23
结婚	50	工作时间等出现变化	20
被解雇	47	住址变动	20
离婚调解	45	转校	20
退休	45	娱乐方式变化	19
家里人得病	44	教会活动变化	19
怀孕	40	社会活动变化	18
性生活障碍	39	借小额贷款	17
新增家庭成员	39	睡眠习惯变化	16
工作出现变动	39	家庭聚会变化	15
经济方面的变化	38	饮食习惯变化	15
与伴侣频繁吵架	35	休假	13
背上高额贷款	31	过节	12
破产	30	违反法律	11
职责出现变化	29		
子女独立	29	合计	分
与亲戚之间产生纠纷	29		

判断标准
200~299分 ➡ 压力较大，需要注意
300分以上 ➡ 压力过大，容易引发疾病

源自：Holmes TH,Rahe RH. The Social readjustment rating scale, **J.Psychosom.Res.**1967；11；213-218.

　　人生有悲有喜，各种各样的事情（日常事件）都会发生。但这些日常事件即使是好事，也会给我们带来一定程度的压力。上面的表格是日常事件带来的压力量化后的结果。请选择发生在自己身上的事，并将分数相加，看看自己到底承受了多少压力。

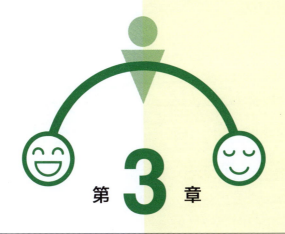

第 **3** 章

可以控制呼吸、吞咽、血液循环、内脏、新陈代谢、免疫，也能**预防癌症、心脏病、脑卒中、阿尔茨海默病和抑郁症，自主神经是改善身体不适的关键**

控制全身约36万亿个细胞（成年男性）活动以及脉搏、体温、激素分泌的自主神经是健康长寿的源泉

自主神经在前文中已经多次提到，下面详细介绍一下它的作用。

我们身体的各个组织和器官相互协作，在稳定状态下维持着生命活动。为了维持生命活动，人体需要一种生理机制，在受到外部刺激时也能保持体内环境稳定。这一机制也被称为体内平衡。而支撑着体内平衡的，就是周围神经的一部分——自主神经。

比如天气炎热的时候，室外温度将近40摄氏度，而我们的体温还是基本保持在36摄氏度左右。这就是自主神经在发挥作用。当外部气温升高时，自主神经会促进汗液分泌，通过散热来调节体温，防止体温过高。

除了体温，许多与维持生命活动相关的功能，如血压、脉搏、血糖等也都由自主神经控制，尽量保持在最佳状态。

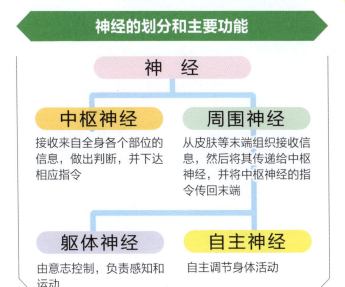

自主神经自主调节着身体的机能。它遍布全身上下，控制着呼吸、血液循环、吞咽、消化吸收、新陈代谢、免疫功能、激素、分泌、体温调节、排泄等活动。

即使是睡觉的时候，我们没有意识，却依然能自主呼吸、消化食物、让心脏跳动，这都是自主神经的功劳。

自主神经非常重要，它控制着构成人体（成年男性）的约36万亿个细胞的活动。因此，当自主神经无法正常运转时，身体的各个部位就会出现问题，从而损害健康。换句话说，我们的健康关键在于自主神经功能是否正常，而调节自主神经正是通往健康长寿目标的最佳途径。

自主神经分交感神经和副交感神经两种，理想状态下二者应该在保持1：1平衡的状态下运转，但很多人的交感神经过度兴奋，导致情绪不稳定

自主神经分为交感神经和副交感神经两种。交感神经从脊髓的胸部和腰部区域发出，主要与血管，特别是动脉一同游走，分布在各种内脏器官。而副交感神经从中脑、延髓和脊髓的下部发出，延伸至全身。

交感神经和副交感神经负责截然相反的工作，它们的关系就像是汽车的油门和刹车。交感神经像油门一样，负责让身心活跃起来，在进行活动或紧张时会占据优势地位。当交感神经兴奋时，身体就会进入活跃模式，血管收缩、血压升高，同时心率加快。

相反，副交感神经就像刹车一样，让我们的身心都能舒缓下来。副交感神经在休息或放松时占据优势地位，让身体进入休息模式。当副交感神经兴奋时，血管松弛、血压降低，同时心率变慢。

交感神经与副交感神经的主要功能

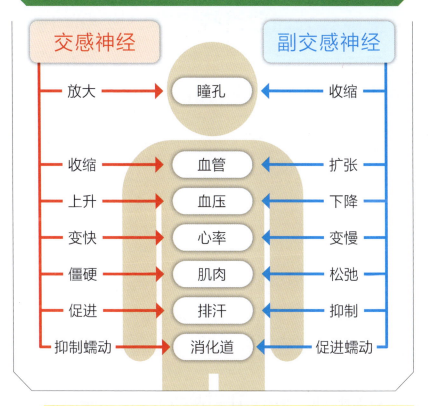

交感神经和副交感神经最理想的状态，是二者在高水平的平衡状态下运转，某种神经可能会稍占优势（根据具体情况而定）。

但是，在充满压力的现代社会，人们面临着大大小小的压力，很多时候都被迫处于紧张状态。因此，许多人的交感神经会变得过度兴奋，导致它与副交感神经的平衡状态被打破。

自主神经分**时段进行切换**。早晨、白天交感神经占据优势，傍晚、深夜副交感神经占据优势

到了晚上，我们就会自然而然地产生困意。早上醒来睁开眼睛，大概在固定的时间点也会感觉到饿。人类每天都会重复这样的一系列流程，以24小时为一个周期循环，这是由体内的生物钟所控制的。

生物钟的指挥部位于下丘脑的视交叉上核。体内所有的器官几乎都遵循生物钟，它们会接受来自大脑生物钟的指令，以24小时为一个周期循环活动。

自主神经也不例外。自主神经分交感神经和副交感神经两种，它们的活动也会随着生物钟的节奏而变化。

这两种自主神经保持着1∶1的平衡状态运转，但是白天交感神经会稍占优势，让身心进入活动状态。从傍晚开始，交感神经的活动会逐渐恢复平静。到了晚上，使身心进入放松状态的副交感神经会变得兴奋，让身心进入休息状态。

到了早上，由副交感神经占据优势的状态重新转为交感

交感神经与副交感神经的一日循环

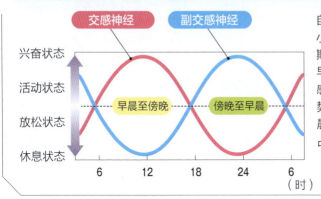

自主神经以24小时为一个周期循环变化，早晨到下午交感神经占据优势，傍晚到早晨副交感神经占据优势。

神经占据优势的状态，为起床后进行活动做好准备。

于是，在生物钟的作用下，交感神经和副交感神经会根据不同的时间段进行切换，从而形成白天活动、夜晚休息的生活节奏。

因此，如果经常过着作息不规律的生活，比如熬夜、睡懒觉或者吃饭时间不固定，交感神经和副交感神经的切换就会变得困难，导致自主神经紊乱。作息规律、张弛有度地生活，白天好好活动，晚上好好休息，是调节自主神经最基本的方法。

许多人会因为焦虑、压力和疲劳导致自主神经紊乱，从而引发癌症、心脏病、脑卒中、阿尔茨海默病和抑郁症

自主神经紊乱会引起各种各样的疾病。虽然我们将这些症状统一归结为自主神经紊乱，但自主神经紊乱的类型也各不相同（详情请见第33页）。其中最常见的是交感神经过度兴奋的类型。

自主神经最大的敌人是"过度压力"。实际上，承受一定程度的压力并不是坏事。适度的压力可以增加紧张感，提高注意力。要想有干劲、有活力，一定程度的压力是必不可少的。

然而，有许多人承受了过度的压力。如今我们身处压力型社会环境中，对健康和未来的担忧、害怕失业的焦虑、长时间工作导致的疲劳，还有人际关系的处理等问题，无时无刻不充斥着我们的生活。压力是无形的，因此它会在不知不觉间逐渐积累，等人们意识到问题的时候已经被压得喘不过气来。过度的压力会导致身心处于紧张状态，使交感神经占据优势地位。如果交感神经长时间占据优势地位，会导致血

管收缩，血流不畅，从而引发<mark>高血压</mark>。同时，这也是导致动脉硬化的原因，还可能形成血栓，引发<mark>心肌梗死、脑卒中</mark>等<mark>心脑血管疾病</mark>。除此之外，如果大脑供血不足，也会增加<mark>阿尔茨海默病</mark>的发病风险。大脑需要处理大量的信息，因此需要消耗大量的氧气。如果自主神经紊乱导致血液循环不畅，大脑接收的氧气量也会减少。缺氧带来的危害会在脑部逐渐堆积，等人上了年纪后引发阿尔茨海默病。

此外，在交感神经过度兴奋的情况下，发挥重要免疫作用（保护身体免受病原体侵害）的白细胞平衡会被破坏，<mark>免疫力也会随之降低</mark>，从而导致人体每天产生的癌细胞无法被免疫系统攻击，患<mark>癌症</mark>的风险更高。

在副交感神经（使身心进入放松状态的自主神经）过度兴奋的情况下，患<mark>抑郁症</mark>的风险也会增加。您是否听说过这样的事：有的人整天忙于工作，但辞职后突然精神萎靡、变得抑郁？究其原因，是压力突然减少，副交感神经过度兴奋，导致自主神经紊乱。

如果自主神经紊乱，身体会加速衰老，体形衰老，皮肤变得粗糙，出现老年斑、皱纹、白发和脱发等问题

交感神经和副交感神经最理想的状态，是双方保持在1：1高水平平衡的状态下运转。然而调查发现，副交感神经的功能在男性30岁和女性40岁左右开始急剧下降。到了这个年龄段，人们会意识到：自己已经不像年轻时一样，而是变得更加容易疲劳，也更加衰老。其背后的原因就是副交感神经功能开始急剧下降。

当副交感神经功能下降时，它与交感神经的平衡被打破，导致自主神经紊乱。自主神经紊乱又会导致供血不足，细胞无法获得足够的新鲜氧气和营养，从而加速全身衰老。

比如，如果皮肤细胞缺乏优质的血液供应，就会导致肌肤缺乏弹性、变得粗糙甚至出现皱纹。同时，血液无法带走细胞中的垃圾，就会影响皮肤的新陈代谢（新旧物质的交换）。正常情况下，皮肤表皮细胞（位于皮肤表面的细胞）代谢（重新生长）的周期是28天。即使紫外线会导致皮肤

随年龄增长愈发容易紊乱的自主神经

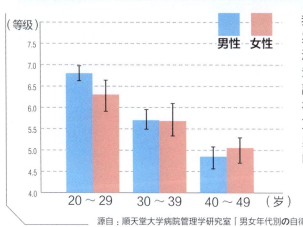

我们针对20～49岁的男性和女性进行了大规模调查。调查发现，副交感神经功能在20岁左右达到顶峰，男性30多岁和女性40多岁时出现明显下降。

源自：顺天堂大学病院管理学研究室「男女年代別の自律神経測定データ」。

内产生黑色素，也会随着新陈代谢被排出。但是，如果新陈代谢速度变慢，这一周期将会延长，导致黑色素残留在皮肤上，形成色斑。

自主神经紊乱对头发也会造成一定影响。如果血液循环不畅，营养就难以到达发根，从而导致长出的头发细软且容易脱落。发根营养不足也会影响色素细胞的功能，导致白发增多。同时，自主神经还有影响脂肪代谢和调控食欲的作用，因此当自主神经紊乱时，人们更容易发胖，减肥也更困难。

因此，要想一直保持年轻活力，调节自主神经非常重要。

当自主神经处于平衡状态时，**焦虑和疲劳感**会消失，**失眠、便秘、头晕**及**疼痛、高血压、高血糖**等症状也会有所好转

　　到目前为止，本书中已经多次提到：自主神经紊乱会导致各种身体不适，并可能引发疾病。那么反过来，当自主神经功能平衡后，生理和心理方面会出现什么样的变化呢？自主神经功能平衡后的具体效果因人而异，但最常见的是焦虑、沮丧和全身乏力等症状有所缓解。有很多人感到身心更加轻松，变得更加"积极向上""精神稳定"。

　　同时，自主神经功能平衡还可以改善失眠症状。睡眠与自主神经密切相关。从傍晚直到深夜，我们的交感神经功能逐渐下降，而副交感神经慢慢开始占据优势地位，从而让我们能够入睡。然而，在自主神经紊乱的情况下，交感神经在夜晚仍然占据优势，导致我们的身心仍然处于兴奋状态，即使躺在床上也睡不着或是睡不好，睡眠质量极差。如果自主神经功能平衡，就可以在合适的时间入睡，而且睡得很香。睡眠质量改善也有助于缓解头痛和视疲劳。

　　自主神经同时也控制着肠道蠕动。肠道肌肉通过收缩和舒张来移动肠道里的食物，自主神经功能平衡后，肠道蠕动会变得更加频繁，排便更顺畅，<mark>便秘</mark>也能得到缓解。

　　<mark>头晕</mark>通常也是因自主神经紊乱引起的。在自主神经紊乱的情况下，血管无法正常进行收缩舒张，会导致血流不畅。这样一来，大脑和耳朵等控制身体平衡的部位也无法获得充足的供血，最终导致身体平衡受到影响，出现头晕、站立不稳等症状。自主神经功能平衡后，也可以期待改善原因不明的头晕。

　　调节平衡自主神经，能够促进血液循环，血液对血管壁的侧压力也会降低，从而防止<mark>血压升高</mark>。同时，胰岛素也会分泌旺盛，有助于降低<mark>高血糖</mark>。

　　当交感神经持续处于优势地位时，肌肉会因紧张而变得僵硬，导致肌肉酸痛。如果自主神经功能平衡，<mark>肌肉紧张</mark>的情况就能得到缓解，<mark>肌肉酸痛</mark>的情况也会减少。

内脏和血液循环也随之变得活跃，自愈能力增强，可以延缓肥胖和衰老，甚至预防阿尔茨海默病和抑郁症

自主神经功能平衡后，原本凝滞的血液循环也会变得更加顺畅。血液循环得到改善后，氧气和营养物质会被输送到全身，有助于预防 <mark>衰老</mark>、避免患 <mark>阿尔茨海默病</mark>。

血液循环变得通畅后，内脏中各个细胞的新陈代谢会加快，内脏器官的活动也会变得更为活跃。其中最值得注意的是消化道中肠道的活动。每天，大量食物都会进入肠道。肠道对食物进行分解并吸收其中的营养物质，将其通过血液循环传送到全身。但与此同时，食物中也会掺杂病毒等病原体；如果不加以注意，病毒可能会随着营养物质一同被传送到身体的各个部位。因此，肠道会产生大量的免疫细胞来对抗病毒。

肠道活跃时，会产生更多的免疫细胞。肠道中产生的免疫细胞会通过血液到达身体的各个部位，从而提高人体免疫力，增强 <mark>自愈能力</mark>。

自主神经功能平衡后免疫力增强

 自主神经
功能平衡

 肠道环境
改善

免疫力增强

自主神经与肠道环境、免疫力三者之间有着密切联系。当自主神经处于平衡状态时，肠道环境得到改善，免疫力也会增强。

此外，肠道活跃也有助于改善肠道环境，治疗<mark>便秘</mark>和<mark>腹泻</mark>。大肠内生长着100万亿左右的肠道细菌，可以大致划分为三类：第一类为对人体有益的益生菌；第二类为产生致癌物和毒素、导致肠道腐败的有害菌；第三类为不属于前两者的中性菌。肠道环境得到改善后，益生菌的数量会增加，它会抑制有害菌的繁殖，从而抑制致癌物和毒素的产生。同时，益生菌也会产生短链脂肪酸，可以增加饱腹感和能量消耗。因此，当自主神经功能平衡时，肠道环境改善，益生菌增加，可以有效预防<mark>肥胖</mark>。

此外，抑郁症也被认为是由于缺乏血清素而引起的，约90%的血清素都从肠道产生。因此，肠道活跃也会促进血清素的产生，有助于改善<mark>抑郁症状</mark>。

工作和运动表现也会更加出色，能够通过冷静的判断和集中注意力避免犯错，更加接近社会成功

当自主神经功能处于平衡的状态时，工作、运动和学习的表现也会更加出色。交感神经和副交感神经最好处于平衡状态下高效工作。如果只有交感神经兴奋，我们会感到焦躁、紧张，控制不住自己的行动。如果只有副交感神经兴奋，我们的身心处于过度放松状态，会导致注意力分散而出现失误。

如果交感神经和副交感神经能够保持良好的平衡状态，我们就可以在适度的紧张中保持冷静，从而发挥出最好的水平。

自主神经能够促进血液循环，使得氧气和营养物质被运送到全身的肌肉，从而提高运动能力。大脑血流增加，变得更加活跃，我们的判断力和注意力也会有所提升。调节自主神经也是实现社会成功的一条捷径。

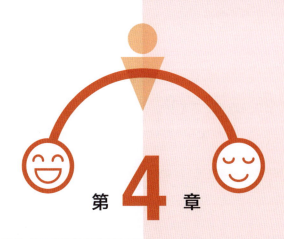

第 **4** 章

通过**呼吸**，原本不能主观控制的**自主神经**也可以**自我调节**，只需注意**放慢呼吸节奏**就可以轻松调节自主神经

感到紧张或不安时，只需**放慢呼吸节奏**，花3～4秒吸气，6～8秒呼气，**自主神经**就会马上**稳定**下来

自主神经自觉支配着血管和内脏的活动。因此，长期以来，人们认为自主神经无法被主观控制。但经过多年的研究，我们发现，其实存在着主观控制自主神经的方法。方法之一就是<mark>"呼吸"</mark>。

不管是白天活动还是晚上睡觉，我们都需要呼吸，通过吸入新鲜空气来维持生命体征。在呼吸过程中，通过调动肋骨周围的肌肉和膈肌来收缩与扩张肺部。为了让人体能够进行自主呼吸，膈肌周围聚集着众多自主神经。

同时，膈肌等呼吸肌受到可以主观控制的运动神经的支配。因此，<mark>通过有意识地调整呼吸可以调节自主神经功能。</mark>

当我们感到紧张或焦虑时，我们的呼吸会在无意识的情况下变浅、变快。这会导致我们身体的交感神经占据优势地位，而副交感神经的活跃度将会降低。在这种情况下，建议您<mark>"慢慢呼吸"</mark>，也就是长出一口气（见下页图）。

呼吸关系到心理状态、自主神经

焦虑状态下		放松状态下
浅、快、紊乱	呼吸	深、慢、平稳
交感神经占据优势	自主神经	副交感神经占据优势

研究发现，<mark>慢慢深呼吸可以使低迷的副交感神经兴奋起来</mark>，从而使自主神经稳定。相反，当提不起干劲或是犯困的时候，可以尝试快速浅呼吸。这样一来交感神经就会变得兴奋，身心进入活跃状态。

放慢呼吸节奏的具体步骤

当我们感到紧张或焦虑时，我们的呼吸会在无意识的情况下变浅变快。遇到这种情况，我建议您长出一口气，**放慢呼吸节奏**。

同时，从第5章开始，我们将介绍一些**1分钟自主神经体操**，您可以把这些动作作为基本的呼吸方法，放慢呼吸节奏。

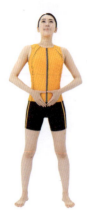

吸气

1 站立，两腿分开，间距与肩同宽，把手捂在腹部。

2 身体伸直，挺胸，用鼻子缓慢地（约3～4秒）吸气。

让肚子鼓起来！

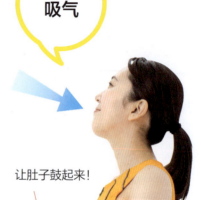

 重 点

两手呈三角形。中指指尖放在丹田位置（肚脐下方5cm左右）。

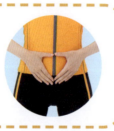

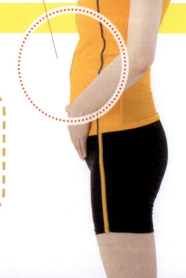

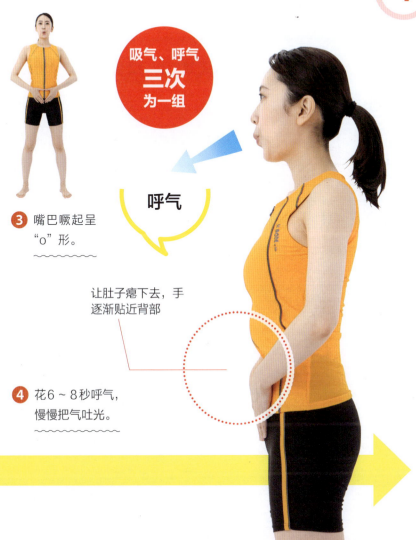

吸气、呼气
三次
为一组

呼气

❸ 嘴巴噘起呈
"o"形。

让肚子瘪下去，手
逐渐贴近背部

❹ 花6～8秒呼气，
慢慢把气吐光。

建 议

深 呼吸可以刺激膈肌周围的自主神经，使副交感神经更加活跃。

放慢呼吸节奏可以促进血液循环，使副交感神经变得兴奋；长出一口气也能大大缓解压力

包裹着肺部的胸腔中存在压力感受器。研究发现，当我们向压力感受器施加压力时，副交感神经的功能会明显增强。呼气时间越长，施加到压力感受器的压力就越大，因此放慢呼吸节奏能够有效增强副交感神经的功能。如果没有时间慢慢呼吸，我推荐您试一下"叹气"。当我们焦虑或是担心的时候，我们会不自觉地叹气。试着叹一口气。我们屏住呼吸片刻，然后缓缓"呼"地长出一口气。长呼气增强了副交感神经的作用，正在无意识地调节我们因焦虑和担心而紊乱的自主神经，以减轻压力。如果您想要叹气，不需要忍着，请直接把气呼出来。这时尽量长时间地呼气会更有效。

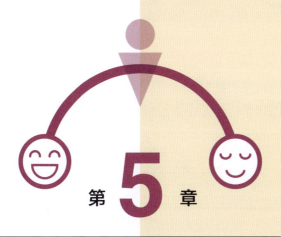

第 **5** 章

早晨切换自主神经，站起来放松全身，5种1分钟自主神经体操让您瞬间清醒，一天精神饱满

请注意，如果早晨慌慌张张、忙乱地起床，交感神经会急剧兴奋，导致自主神经紊乱。早晨起来，慢慢做1分钟自主神经体操，让全身放松，从副交感神经占据优势转换到交感神经占据优势的过程会更加顺利。

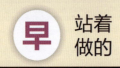

伸展背部深呼吸

早上起床后进行1分钟伸展背部深呼吸，
肩胛骨周围的肌肉能够放松，
自主神经也能够调节到平衡状态

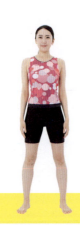

双手手腕交叉，哪
只手在上都可以

注意手臂
不要弯曲

吸气的
同时

肩胛骨向内
侧靠近

❶ 两腿分开，间距
与肩同宽，挺胸
抬头，笔直站立。

向上拉伸时将
脚跟抬起来

重 点

双手手腕交叉并用力
按压，可以带动全身，
刺激肩胛骨周围的肌
肉。请注意，如果手
腕按压力度不够，就
无法带动肩胛骨周围
的肌肉。

❷ 双臂高高举起，
双手手腕交叉
于头顶，在吸
气的同时全身
用力向上拉伸。

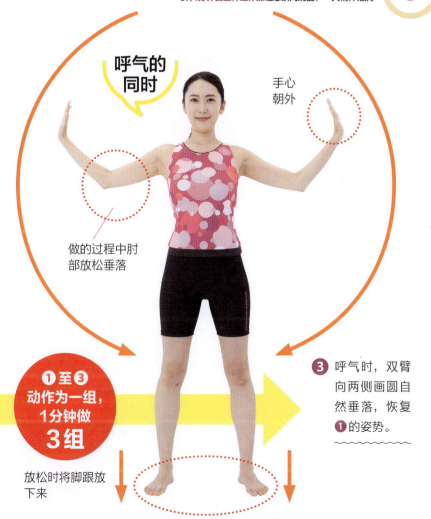

呼气的
同时

手心
朝外

做的过程中肘
部放松垂落

❶至❸
动作为一组，
1分钟做
3组

放松时将脚跟放
下来

❸ 呼气时，双臂
向两侧画圆自
然垂落，恢复
❶的姿势。

建议

交感神经过度兴奋会引起颈部和肩部血管收缩，肌肉紧张，导致肩颈酸痛。早上起床后，让我们一起拉伸背部，放松肩胛骨周围的肌肉，让副交感神经发挥更多的作用。

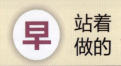

早 站着
做的

1分钟自主神经体操

全身拉伸

放松僵硬的肩部、腰部肌肉，促进血液循环，令人神清气爽

吸气

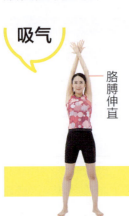

胳膊伸直

呼气

用力拉伸
腰部肌肉

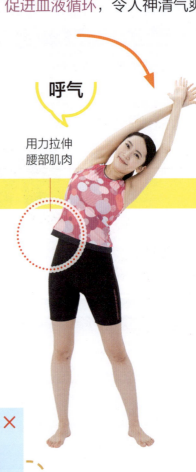

1 站立，两腿分开，间距与肩同宽，双手手腕交叉于头顶。一边吸气一边向上拉伸。

2 呼气的同时上半身慢慢向左侧拉伸。

 重 点

上半身不要过分倾斜，以免腰部肌肉得不到充分拉伸。

×

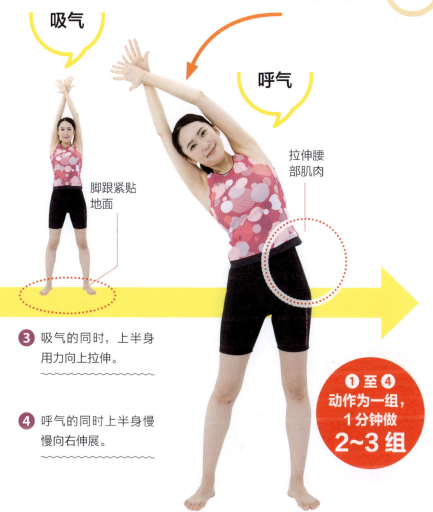

吸气

呼气

脚跟紧贴
地面

拉伸腰
部肌肉

❸ 吸气的同时，上半身
用力向上拉伸。

❹ 呼气的同时上半身慢
慢向右伸展。

❶ 至 ❹
动作为一组，
1分钟做
2~3 组

建议

配合呼吸，上半身向左、向右分别拉伸。这样一来，
胸腔和肩膀、腰部周围的肌肉都能够得到放松；也能
促进身体血液循环；同时还能向大脑和肌肉输送更多的血液，
调节自主神经。

扭转跳跃

刺激与自主神经紧密相关的肠道，促进排便通畅

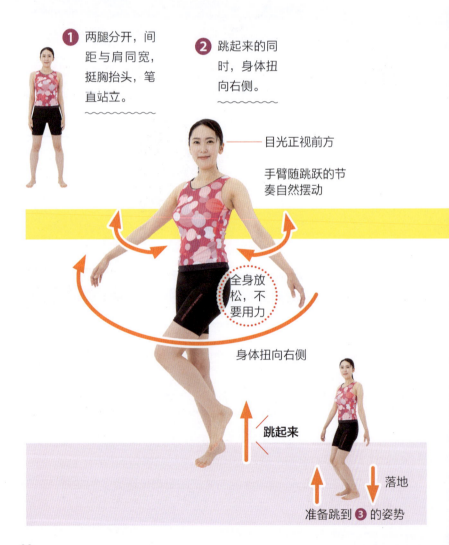

① 两腿分开，间距与肩同宽，挺胸抬头，笔直站立。

② 跳起来的同时，身体扭向右侧。

— 目光正视前方

手臂随跳跃的节奏自然摆动

全身放松，不要用力

身体扭向右侧

跳起来

落地

准备跳到 **❸** 的姿势

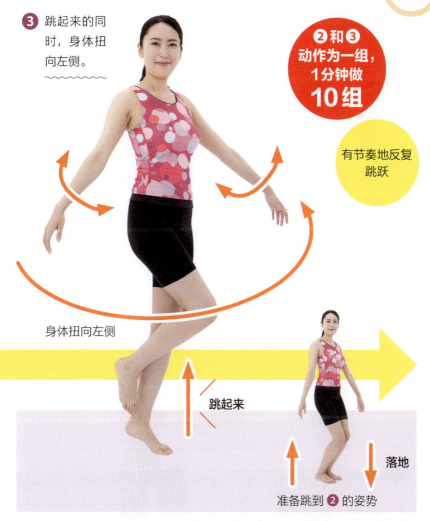

❸ 跳起来的同时，身体扭向左侧。

❷和❸动作为一组，1分钟做**10组**

有节奏地反复跳跃

身体扭向左侧

跳起来

落地

准备跳到 ❷ 的姿势

建议

扭 转身体能够刺激肠道，使肠道变得活跃；同时能够促进肠道蠕动，改善便秘；而且还可以改善肠道环境，自主神经也能得到调节。

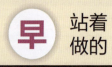
扩胸运动

扩胸能让**呼吸变得更加顺畅**，让大脑和自主神经更加活跃

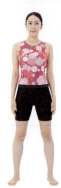

1 两腿分开，间距与肩同宽，挺胸抬头，笔直站立。

吸气

肩胛骨向外打开

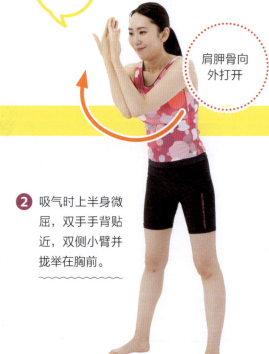

2 吸气时上半身微屈，双手手背贴近，双侧小臂并拢举在胸前。

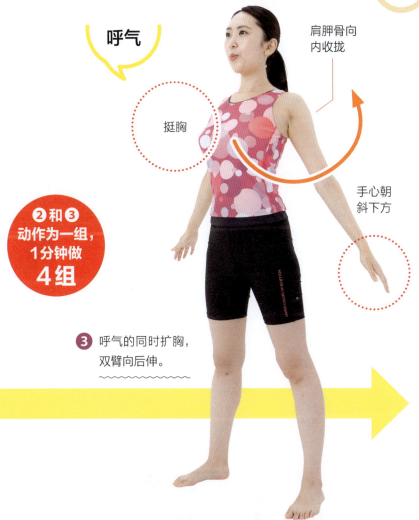

呼气

挺胸

肩胛骨向
内收拢

手心朝
斜下方

❷ 和 ❸
动作为一组，
1分钟做
4组

❸ 呼气的同时扩胸，
双臂向后伸。

建 议

胸 廓是包裹着肺部组织的骨骼结构。通过用力打开肩
胛骨，我们的胸廓得到扩张，呼吸会更加顺畅，同
时也能吸收更多氧气。这样一来，血液循环将会得到改善，
大脑和自主神经也会更加活跃。

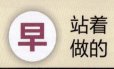
双手交叉转动上半身

从上半身到下半身**大范围活动身体**，调节自主神经

① 站立，两腿分开，间距与肩同宽，双手手腕交叉于头顶。

放慢自己的呼吸节奏

松拳 摆出抓东西的姿势

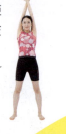

开始

握拳

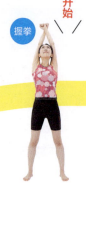

握拳

伸直手臂

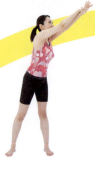

② 双手握拳、松拳的同时上半身大幅度摆动。

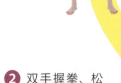

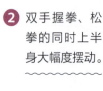

松拳

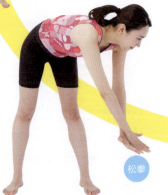

握拳

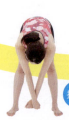

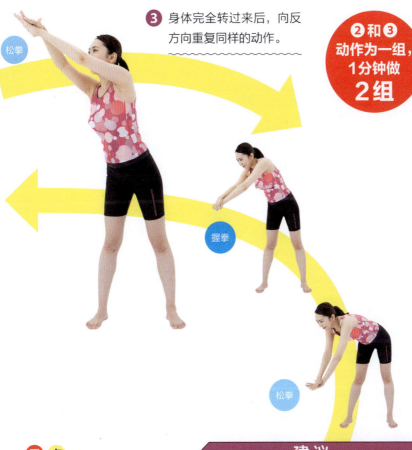

③ 身体完全转过来后，向反方向重复同样的动作。

松拳

握拳

松拳

② 和 **③**
动作为一组，
1分钟做
2组

重 **点**

如果手臂弯曲，就无法充分拉伸肩膀和肩胛骨。做操时将手臂伸直，身体保持挺直。

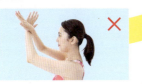

建议

双 手手腕交叉的同时，上半身大幅度运动，可以刺激躯干（特别是腹横肌）和肩部周围肌肉。有助于促进全身血液循环，调节自主神经平衡，改善身体怕冷症状。

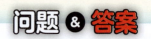
问题1 快跑之类的剧烈运动是不是对调节自主神经更有效果?

答案 运动可以有效调节自主神经,但是请注意,剧烈运动有时会产生相反的效果。

剧烈运动后,呼吸会不自觉地变浅变快,交感神经会过度兴奋,从而导致自主神经失调。

如果要调节自主神经,建议您做一些强度比较小的运动,如本书中提到的慢动作体操或散步等。

此外,如果要进行剧烈运动,最好选在上午到傍晚这一时段进行。早晨身体还没有完全清醒,突然进行剧烈运动会给身体造成一定的负担,不仅容易让自主神经紊乱,还会增加受伤的风险。

问题2 每天都要做完所有的1分钟自主神经体操吗?

答案 本书分早、中、晚三个时段,介绍了不同的1分钟自主神经体操,但并不一定每天都要做完所有的体操。如果勉强做完反而会给自己带来压力,导致自主神经紊乱。

包括1分钟自主神经体操在内,所有的运动都应该在心情愉快的情况下进行,并不断坚持下去。掌握自己的节奏,在合理的范围内进行运动,是最基本的原则。

一开始可以做一些力所能及的动作,然后慢慢增加自己的运动量。此外,身体不舒服的时候请您不要勉强,注意休息。

尤其是对于患有心脏、呼吸道疾病,或是膝盖、髋关节疼痛的患者,做操前请先向医生咨询注意事项。

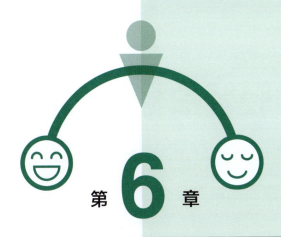

第 **6** 章

白天压力堆积，不管工作还是外出
坐着就可以做的
1分钟自主神经体操，还能提高
工作效率

白天交感神经占据优势地位。保持积极态度、让自主神经张弛有度是非常重要的。但是请注意，压力会导致交感神经过度兴奋！让我们一起通过1分钟自主神经体操来放松吧。

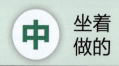

坐着
做的

坐着轻轻拍打头部和脸部

工作间隙偶尔放松一下！能够恢复冷静，提高专注力

1 坐在椅子上，挺胸抬头。用食指、中指和无名指三根手指，**1**从前额到头部侧面，**2**再从头部侧面自上到下轻轻拍打。

用食指、中指和
无名指三根手指

1 从前额到头部侧面

2 从头部侧面
自上到下

深呼吸

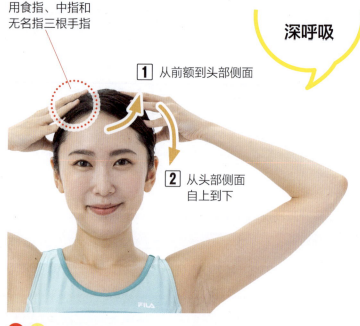

 重 点

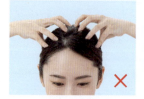

用力拍打会起到反作用。
轻轻拍打，触碰到皮肤
就可以！

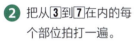

❷ 把从 3 到 7 在内的每个部位拍打一遍。

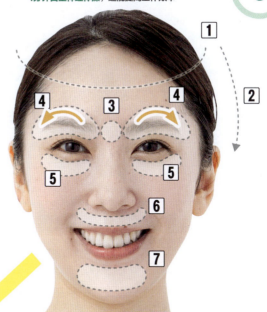

按 1 至 7 的顺序拍打脸部
1 分钟

根据自身身体状况做 2~3 次

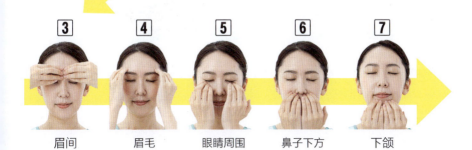

3	4	5	6	7
眉间	眉毛	眼睛周围	鼻子下方	下颌

不用想得太过复杂，拍打力度适中即可。

建议

头 部和脸部的穴位非常敏感。通过指腹轻柔拍打进行刺激，副交感神经会变得更加兴奋。同时，有节奏地刺激穴位可以促进血液循环，放松身心，缓解紧张情绪。

75

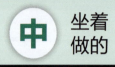

中 坐着
做的

1 分钟自主神经体操

坐着晃动手腕

通过晃动手腕可以刺激身体、缓解紧张情绪，是调节自主神经的最新放松方法

❶ 坐在凳子上，挺直背部。用左手支撑，像握乒乓球一样轻轻握住右手腕，晃动30秒左右。

让手腕
自然摆动

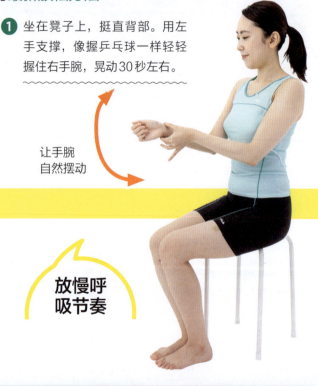

放慢呼
吸节奏

建议

我 们每天都在高强度地使用手腕，很容易给手腕造成负担。通过晃动手腕，可以促进血液流向手指末端，让副交感神经发挥更多的作用；同时，也有助于改善手部冰凉的症状。

**左、右手
各晃动
30 秒，共计
1 分钟**

**最好 1 秒
上、下晃动
2 次**

❷ 换另一只手晃动。

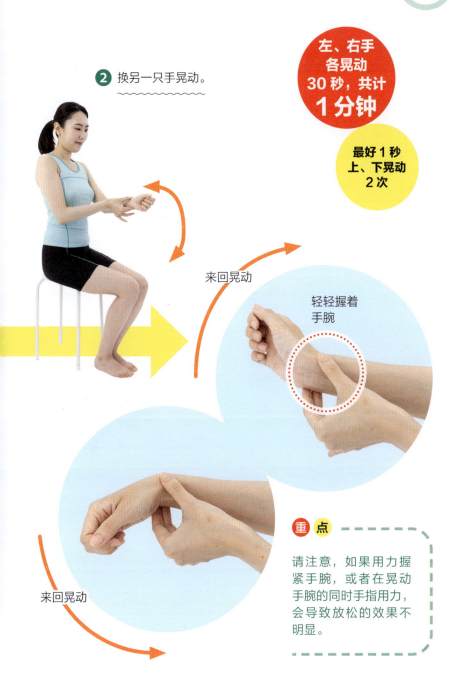

来回晃动

轻轻握着
手腕

来回晃动

重 点

请注意，如果用力握
紧手腕，或者在晃动
手腕的同时手指用力，
会导致放松的效果不
明显。

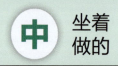

中 坐着做的

1 分钟自主神经体操

坐着双手交叉转动颈部

休息的时候做一做，可以调节自主神经，消除疲劳和困倦

1 坐在凳子上，挺胸抬头。两臂向前拉伸，双手手腕交叉。

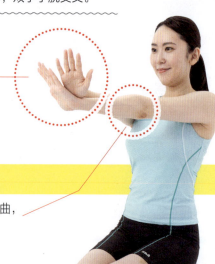

双手手腕紧贴，做出交叉动作

手臂不要弯曲，笔直伸出

 重点

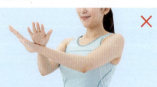

✕

请注意手臂一定不要弯曲。

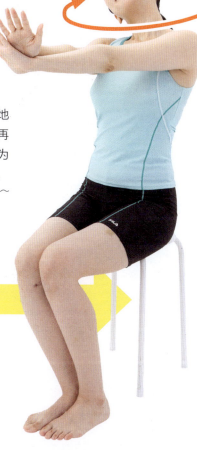

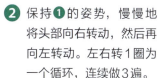

慢慢转动颈部。转动速度过快会对颈椎造成一定负担，请小心。

2 保持**❶**的姿势，慢慢地将头部向右转动，然后再向左转动。左右转1圈为一个循环，连续做3遍。

1分钟做
动作 **❷**
3 次

下意识放慢
呼吸节奏

建 议

通 过固定手腕，带动整条胳膊笔直拉伸。同时，通过来回转动颈部，可以刺激头颈部较粗的血管、同时刺激迷走神经（副交感神经之一）和交感神经的星状神经节，调整自主神经紊乱症状；同时也有助于消除疲劳和困倦。

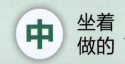

坐着拉伸手臂

身体因压力而紧绷，马上缓解紧张，冷静面对工作

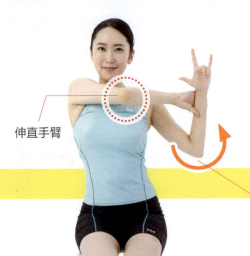

伸直手臂

小幅度向后
拽动 10 次

① 坐在凳子上，挺胸抬头。伸出右手抓着左手手腕。左手保持大拇指、食指、小拇指朝上的姿势，将左臂向后小幅度拽动10次。

建议

双 手手腕交叉进行拉伸，可以放松前臂到肩胛骨周围的肌肉；同时上半身的血液循环会更加顺畅，副交感神经也更加兴奋。

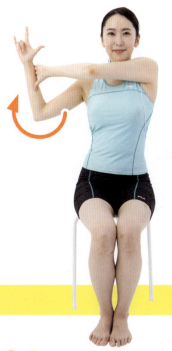

❷ 左、右手进行交替。伸出左手抓着右手手腕。右手和动作 **❶** 一样，保持大拇指、食指、小拇指朝上的姿势，将右臂向后小幅度拽动10次。

❶ 和 **❷** 动作
为一组，
1分钟做
3~4组

可以有效
缓解紧张

 重 **点**

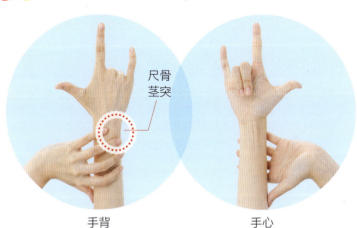

尺骨
茎突

手背　　　　　　　　　手心

用另一只手的小指和无名指夹住竖起手指的那只手的尺骨茎突处（手腕小指侧的突起）。

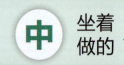

坐着做的

中

1 分钟自主神经体操

坐着晃动膝盖

马上缓解下半身疲劳、水肿和乏力，让自主神经得到调节

❶ 坐在凳子上，挺胸抬头。
腿部放松，双手环抱一只
膝盖，用力前后晃动膝盖
下方 10 次。

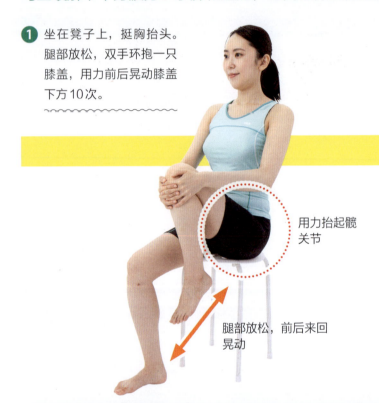

用力抬起髋
关节

腿部放松，前后来回
晃动

建议

来 回晃动腿部可以刺激小腿肌肉，使小腿肌肉泵发挥
更多作用；同时血液也更容易回流到心脏，从而有
效缓解身体肿胀。血液循环改善后，自主神经功能也会得
到改善。

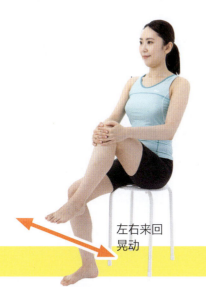

左右来回
晃动

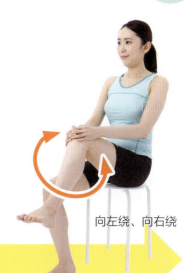

向左绕、向右绕

❷ 将手放在膝盖下方，左右
来回晃动10次。

❸ 将手放在膝盖上，用手的力
量使膝盖左右各绕一圈。

❹ 左、右脚交替，重
复❶到❸的动作。

**❶至❸
动作左右脚交
替进行1次为
一组，1分钟做
1组**

**只靠双手的力
量晃动腿部**

重 **点**

请注意，身体前倾会导
致做操效果不理想。

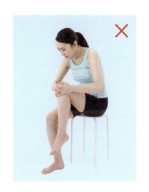

83

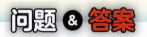

问题3 可以一边看电视一边做1分钟自主神经体操吗？

答案 一边看电视一边做操，我们会接收到各种各样的信息。其中有些信息可能会让我们产生愤怒或者悲伤的情绪。如果总是因为这些信息而产生较大的情绪波动，我们就很难平静下来，无法将自主神经调节至平衡状态。

研究发现，除了1分钟自主神经体操，拉伸等运动也可以让我们有意识地控制肌肉活动。为了避免受伤，最好集中注意力，而不是一边看电视一边做操。

问题4 饭后可以马上做1分钟自主神经体操吗？

答案 饭后大量的血液会流向肠胃等消化器官，消化食物。如果这个时候做体操，为了顺利输送氧气和营养物质，流向肌肉的血液会增加，而流向消化器官的血液会减少，可能引起消化不良，而且也容易给肠胃造成负担。因此，最好不要吃完饭马上运动，至少隔30分钟再运动。但是，空腹时做操也可能出现头晕等情况，这时可以吃些零食，如香蕉、酸奶之类的，垫垫肚子再做体操。

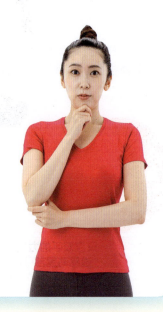

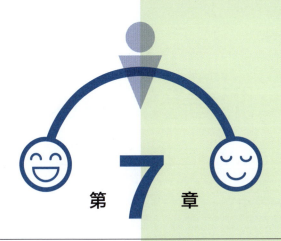

第 **7** 章

夜晚疲惫不堪，睡前躺着就能做的1分钟自主神经体操，让您一觉睡到天亮

到了晚上，让我们的身体从交感神经占据优势地位过渡到副交感神经占据优势地位是最理想的状态。如果副交感神经能够充分发挥作用，入睡会更容易，睡眠质量也会有所提高。一起做1分钟自主神经体操，让副交感神经兴奋起来，获得高质量的睡眠吧！

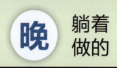

晚 躺着做的

1 分钟自主神经体操

躺着放倒膝盖

心烦意乱无法入睡，做完心情立刻变轻松，一觉睡到天亮

1 仰卧平躺，腹部放松，将双膝弯曲至大约90度。双臂向两侧打开，手心朝上。慢慢地吸气。

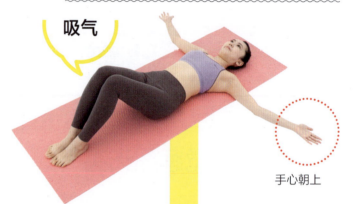

吸气

手心朝上

2 呼气的同时，将两侧膝盖缓慢倒向右边；同时手心转向下方。

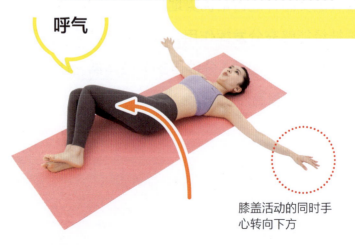

呼气

膝盖活动的同时手心转向下方

86

背部不能悬空。
要保持腹部放
松、背部紧贴垫
面的姿势。

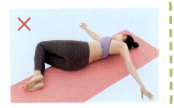

② 和 **③** 动作
为一组，
1分钟做
2 组

睡不着时
建议尝试

③ 吸气的同时抬起膝盖，呼气的同时将膝盖缓慢倒
向左边。放倒膝盖的过程中手心转向上方。

吸气 /
呼气

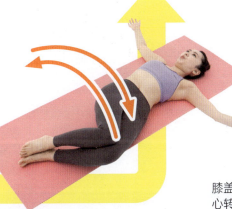

膝盖活动的同时手
心转向上方

建议

我 们之所以会焦虑、睡不着觉，是因为交感神经处于
优势地位，大脑和身体进入活动模式。入睡困难会
导致白天容易犯困、感到疲劳，以及注意力不集中和精力下
降。让我们一起放松紧张的髋关节和身体，切换到副交感神
经占据优势地位的休息模式吧。

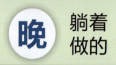

躺着扭动骨盆

通过锻炼有自主神经通过的脊椎来放松身体！
第二天醒来感觉神清气爽

① 仰卧平躺，手脚小幅度打开，双手放在身体两侧。

手脚放松，
不要用力

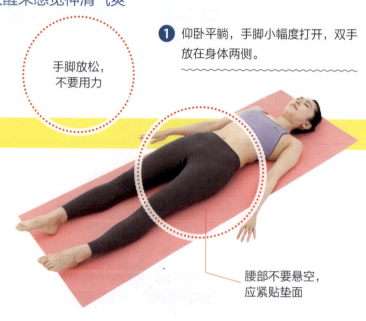

腰部不要悬空，
应紧贴垫面

 点

手脚用力强行扭动骨盆的姿势是错误的。在全身放松的情况下，扭动至一侧骨盆轻微翘起的状态即可。

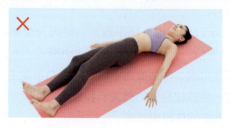

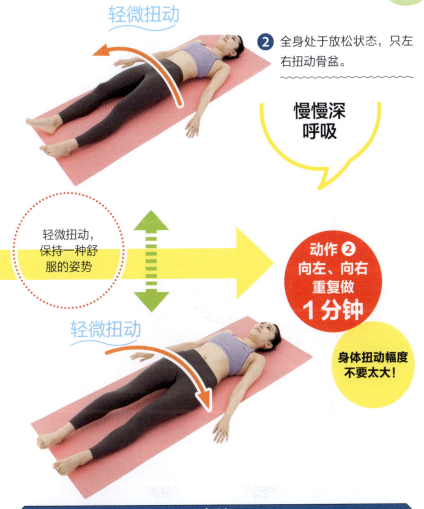

轻微扭动

❷ 全身处于放松状态，只左右扭动骨盆。

慢慢深呼吸

轻微扭动，保持一种舒服的姿势

动作 ❷ 向左、向右重复做 **1分钟**

身体扭动幅度不要太大！

轻微扭动

建议

平 躺放松身体，然后轻轻扭动骨盆，可以获得很好的放松效果。这个练习可以锻炼脊椎、骨盆和髋关节，放松这些部位周围的肌肉，让副交感神经更加兴奋，从而提高睡眠质量。第二天早上醒来会感觉神清气爽！

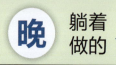

躺着放松脊椎和肩胛骨

仰卧平躺做向前看齐的手势后，只需放松身体就能很快入睡

① 仰卧平躺，吸气的同时两手做"向前看齐"的手势并向上拉伸。这样能够快速打开肩胛骨。

吸气

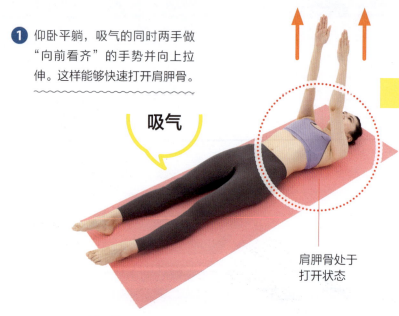

肩胛骨处于
打开状态

重 点

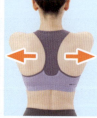

伸出手臂时肩胛骨向两侧打开

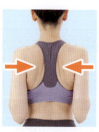

收回手臂时肩胛骨向背部中间收拢

一定要让肩胛骨到手臂都保持拉伸状态，做操时感受肩胛骨的变化。

② 呼气的同时两条胳膊放松，自
然垂落在胸部上方。

迅速将手放在
胸部上方

「唰」地一下

呼气

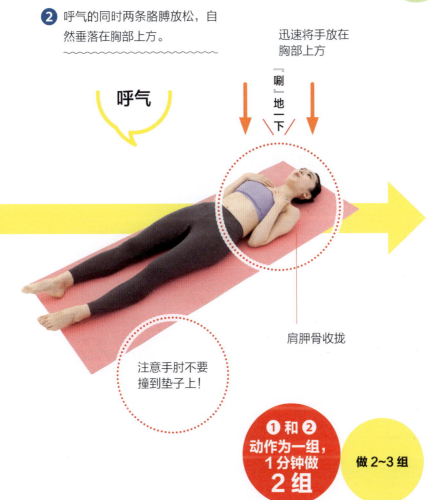

肩胛骨收拢

注意手肘不要
撞到垫子上！

① 和 **②**
动作为一组，
1 分钟做
2组

做 2~3 组

建 议

通过收拢、打开肩胛骨，我们可以放松背部的菱形肌
和斜方肌，缓解肩膀酸痛；同时，也有助于改善血
液循环，调节自主神经，让我们睡得更加安心。

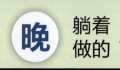
躺着放松身体

绷紧然后放松全身肌肉，可以消除一天的疲劳，锻炼效果极佳

1 仰卧平躺，两只胳膊举过头顶，双手手腕交叉，双脚大拇趾并拢，吸气的同时拉伸全身。

吸气

从指尖到脚尖
绷紧全身肌肉
进行拉伸

双手手腕交叉

双脚大拇趾并拢

建议

用 力绷紧全身肌肉，然后放松，让肌肉松弛下来。通过重复"用力再放松"这一动作，可以放松全身肌肉，让副交感神经更加兴奋，缓解一天的疲劳。

❷ 呼气的同时，让身
体快速放松下来。

呼气

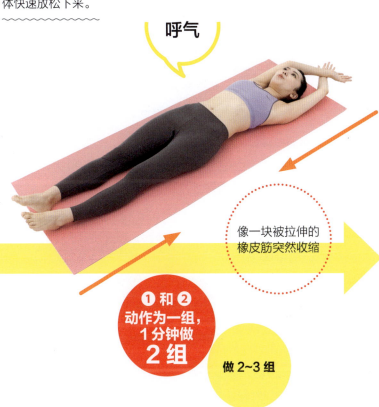

像一块被拉伸的
橡皮筋突然收缩

❶ 和 ❷
动作为一组，
1 分钟做
2 组

做 2~3 组

重 **点**

双手手腕交叉
的同时，双脚
大拇趾并拢。
通过将身体末
端固定，可以
带动全身肌
肉，使最终肌
肉放松的效果
更加明显。

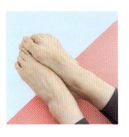

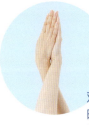

双手手腕交叉
时，将手心合
拢效果会更好。

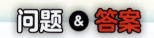

问题5 上了年纪的人也可以做1分钟自主神经体操吗？

答案 1分钟自主神经体操几乎不会对身体造成负担，而且动作非常简单，从小孩到老人都可以轻松上手。

1分钟自主神经体操可以轻松锻炼深层肌肉，有助于提高老年人的运动能力。实际上，有很多正在做1分钟自主神经体操的老年人向我们反馈："走路更加轻松""走在路上不会被绊倒了""现在上楼也没那么费劲了"等好的效果。

年龄越大，自主神经越容易紊乱。因此，我建议上了年纪的人一定要试试1分钟自主神经体操。

问题6 做1分钟自主神经体操可以减肥吗？

答案 有很多人想减肥，却采用了极端的减肥方式。但是减肥的本来目的并不仅是降低体重。健康有型的身材才是重要的，不是吗？

1分钟自主神经体操可以帮助您健康减肥。首先，调节自主神经能够促进血液循环，提高基础代谢，使脂肪更加容易燃烧；其次，它还能减少烦躁情绪，防止暴饮暴食。最后，1分钟自主神经体操还有助于治疗便秘。它还可以锻炼我们的深层肌肉，改善体态，使身体看起来更加紧致。

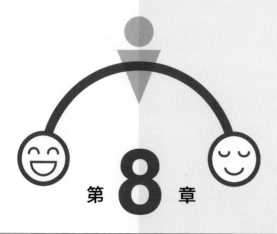

第 **8** 章

早晨起来喝一杯水，白天慢慢来，

调节自主神经的24小时

从早上起床到晚上睡觉！通过24小时无压力时间表调节自主神经

　　日常生活中潜藏着许多导致自主神经紊乱的因素。也就是说，我们只要在平时稍加注意，就可以轻松调节自主神经。我整理制作了一份"调节自主神经24小时无压力时间表"，希望您每天都能遵守，好好加以利用。

喝一杯水

　　早上起来喝一杯水能够刺激肠胃，促进肠道蠕动，改善肠道环境，调节自主神经平衡。

早上起床后晒一会儿太阳

　　我们的体内都有生物钟，身体随生物钟规律变化分为活动期和休息期。早上起床后晒一会儿太阳，身体就会意识到活动期已经来临。接着，交感神经逐渐兴奋，身心也变得更加活跃。

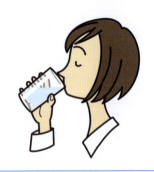

从副交感神经占据优势地位的休息模式
切换到交感神经占据优势地位的活动模
式的时间

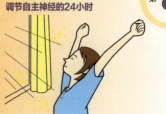

按时吃早饭

　　吃早饭可以刺激肠胃，使体
内的生物钟从休息期重置为活动
期。为了让自主神经的变化规律
（白天交感神经占据优势地位，夜
晚副交感神经优势占据优势地位）
保持稳定，一定要在固定时间段
吃饭。

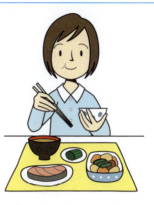

　　推荐大家食用香蕉和酸奶。这两种食物中含
有大量的色氨酸，是构成血清素的重要物质，
而血清素能够起到调节自主神经平衡的作
用。同时，酸奶还能改善肠道环境，有效预
防便秘。

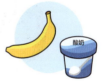

站起来放松全身的 1分钟自主神经体操

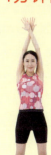　　1分钟自主神经体
操需要保持站立姿势，
调动全身肌肉，而且非
常简单，还可以帮助我
们唤醒身心。

➡详情请参见第61～71页

慢慢刷牙

　　早上起来如果慌慌张
张，交感神经会迅速进入兴
奋状态，同时副交感神经的
功能会迅速下降。而慢慢刷
牙，可以让我们保持从容镇
定，从副交感神经占据优势
地位的状态平稳过渡到交感
神经占据优势地位的状态。

抑制过度兴奋的交感神经、
调节自主神经的时间

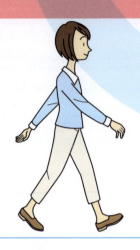

中午花时间慢慢吃饭

吃饭太快会导致交感神经迅速进入兴奋状态，反作用是副交感神经也会随之迅速进入兴奋状态，导致我们吃完饭会犯困。中午吃饭时要多嚼一会儿，花点时间慢慢吃。

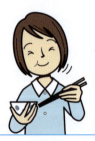

整理房间

房间凌乱不堪，或者东西堆得满屋都是，像这样环境脏乱的情况也会给身体带来压力，导致交感神经过度兴奋。整理自己周围的环境，让它变得更加整洁，心情也会平静下来。

 整理一次房间可能会花费很长时间。专注于一件事超过30分钟会导致交感神经过度兴奋。最好每天整理一处，每次整理时间控制在30分钟以内。

努力微笑

在工作等场合，一直处于紧张状态会导致交感神经变得过分活跃。微笑时，大脑内的血清素等神经递质会增加，起到抑制交感神经的作用。

慢步走15～30分钟

　　白天晒一会儿太阳，可以有效促进夜晚分泌的睡眠激素——褪黑素的合成。一边慢慢深呼吸一边走路，可以使副交感神经进入兴奋状态，抑制白天因压力堆积逐渐活跃的交感神经。

慢慢长出一口气

　　当我们感到焦虑或担心时，可以"呼"地慢慢把气呼出来。长出气可以增强副交感神经的作用，调节因焦虑和担心造成的自主神经紊乱，缓解压力。

吃点零食比如坚果

　　吃零食可以有效增强副交感神经的作用。在这里我推荐坚果。坚果中富含维生素E，有抗氧化的功效。但是请注意不要吃太多。

喝咖啡提神

　　咖啡中的咖啡因可以使交感神经变得兴奋。白天注意力不集中或是没有干劲时，喝咖啡可以让身心重新振作起来。但在睡前尽量不要喝咖啡，以免影响睡眠。

通过嚼口香糖来控制情绪

　　嚼口香糖可以放松表情肌，增强副交感神经的功能。有节奏地咀嚼可以使大脑更加活跃，刺激血清素这一神经递质的分泌。在需要平复心情的场合，比如开会前，推荐您试试这种方法。

坐着就可以做的1分钟自主神经体操

　　1分钟自主神经体操在办公室或公交车里就可以做。它可以有效缓解疲劳、减轻压力，是调整心情的好方式。

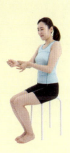

➡详情请参见第73～83页

晚

24小时无压力
时间表

调节自主神经

吃晚饭　泡澡　睡觉

调整到副交感神经占优
势的状态、
准备睡觉的时间

越累越要多活动

回家后立刻瘫在沙发上，这样做反而会让我们更加疲劳。先做完家务这类应该做的事情，然后再悠闲地度过夜晚放松的时间，这样可以让副交感神经更加活跃，从而更快地缓解疲劳。

听音乐

研究表明，音乐可以对大脑产生愉悦的刺激。其中，有节奏感的音乐可以使自主神经稳定下来。选择歌曲时，尽量选择长度在4～5分钟，能让心情平静下来，并且自己喜欢的曲目。

睡觉前3小时吃完晚饭

睡前吃晚饭会加快肠胃蠕动，从而使交感神经占据优势地位，导致入睡困难，使睡眠质量变差。最好在睡觉前3小时吃完晚饭。

适量饮酒

酒精可以抑制大脑兴奋，放松身心。然而这一作用只能维持一段时间。喝完酒一段时间后，酒精代谢出的物质会让交感神经变得更加活跃，导致睡眠变浅。因此一定要注意适量饮酒。

提示　适量饮酒参考量

啤酒……一瓶（500毫升）
威士忌……两杯（60毫升）
白酒（25度）……半杯（100毫升）
红酒……不到两杯（200毫升）

睡前做1分钟自主神经体操

在下意识地控制呼吸节奏的同时，做拉伸运动可以让副交感神经更加活跃，帮助我们快速入睡，提高睡眠质量。

➡详情请参见第85～93页

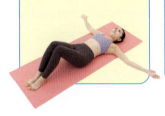

泡温水澡

洗澡可以让副交感神经更加活跃，帮助我们快速入睡。我推荐大家尝试一下半身浴。但是要注意，水温太高反而会让交感神经更加活跃，使其占据优势地位。最好将水温控制在38～40℃，在温水中泡15分钟左右。

伴着薰衣草的味道入睡

不同的味道会对自主神经产生不同的影响。有些味道可以使副交感神经更加兴奋，让身心平静下来。其中最具代表性的就是薰衣草。可以在澡盆里滴几滴精油，或是在卧室里点燃薰衣草香味的香薰。

调节自主神经的饮食方法

自主神经和肠道密切相关。注意,每天的饮食对于调节自主神经也很重要。

避免摄入过多碳水化合物	摄入过多碳水化合物会让交感神经大幅活跃，使其占据优势地位。饭后副交感神经的活动反而会急剧上升。这一剧烈变化会让我们感觉身体乏力、疲劳和困倦
多摄入动物蛋白	蛋白质是构成自主神经的重要物质。与植物蛋白相比，肉类和鱼类等动物蛋白可以让自主神经更加活跃。建议在摄入动物蛋白的同时搭配含有抗氧化成分的蔬菜和水果
每顿饭间隔5～6小时	食物从入口到排出小肠需要5～6小时，如果在这一时间段内再次进食，会加重肠胃负担。两顿饭之间最好间隔5～6小时

遇到以下情况时自主神经容易紊乱：❶面对未知事物；❷时间紧张；❸缺乏自信；❹身体不舒服；❺环境恶劣。

一定要及时采取对策

压力是自主神经最大的敌人。然而，工作、健康、人际关系、恋爱、结婚、离婚、经济纠纷、天气、子女教育等问题都可能成为压力的来源，几乎没有人能够完全摆脱压力生活。

那么，在充满压力的现代社会，我们应该如何让自主神经保持平衡呢？答案就是，意识到压力会带来焦虑情绪，因为压力带来的焦虑情绪会导致自主神经紊乱。如果我们能够事先了解自主神经紊乱的原因，就可以采取相应的措施。

为此，我们首先要知道在什么情况下会感到焦虑。我认为有以下5种情况。

第一种情况是面对未知事物的时候。比如第一次和陌生人见面，我们会感到紧张、焦虑，担心对方是什么样的人、该如何聊天等。

第二种情况是<mark>时间紧张的时候</mark>。比如路上堵车，不确定能不能赶得上飞机，在这种情况下我们就会感到焦虑，不知道怎么办才好。

第三种情况是<mark>缺乏自信的时候</mark>。马上要在会议上发言，但对自己的方案没有自信，这时我们常常会感到焦虑。

第四种情况是<mark>感觉自己身体不舒服的时候</mark>。在这种情况下我们会担心自己是不是得了病，从而陷入焦虑。

最后一种情况，例如，当周围有发生地震的风险——像这样比较<mark>恶劣的环境</mark>也可能会让我们变得焦虑。

在这五种容易焦虑的情况下，我们的自主神经很有可能发生紊乱，因此一定要提前采取对策。

自主神经紊乱时**搞清楚焦虑的根源**并下意识地**俯瞰**自己的状况很重要，这样可以减轻一半的焦虑

"最近很累，总是缓不过来""情绪低落"——我们之所以会出现像这样自主神经紊乱的情况，可能是因为压力导致的焦虑在作祟。要想调节自主神经，除了做本书中介绍的1分钟自主神经体操以及多关注自己的身体状况之外，也需要养成习惯——搞清楚焦虑的根源。如果不从根源上缓解焦虑，就无法从根本上解决自主神经紊乱的问题。

要从根源上缓解焦虑，就需要俯瞰自己的整体状况。走在人群当中，我们可能会迷失方向，不清楚自己位于何处；但是像无人机一样在上方进行俯瞰，就能清楚地知道自己所处的位置。同样，通过俯瞰自己的状态，我们就能知道自己有哪些方面的焦虑。

比如，设想这样一个场景：和朋友介绍的人约在咖啡厅初次见面，但却因工作忙碌害怕不能在约定时间内赶到，而且最近也一直被腹泻所困扰。

首先，我们应该确认自己存在哪些方面的焦虑。我在书中第102页提到，一般在5种情况下我们会感到焦虑：面对未知事物、时间紧张、缺乏自信、身体不舒服、环境恶劣。在上述我们设想的场景中，存在着面对未知事物、时间紧张、身体不舒服这三种焦虑。

仅仅是意识到"我现在正在面临这三种焦虑"这件事，我们就能减轻一半的焦虑。因为只有了解自己的状况，我们才能思考如何应对。

上述三种焦虑中，时间紧张和身体不舒服可以自行解决。我们可以通过去医院检查、调整身体状态，以及提前完成工作来缓解焦虑。实在没有办法，也可以重新调整日程安排。通过这种方式我们可以缓解三分之二的焦虑，这样一来，就算是和别人初次见面，我们的焦虑也会比之前减轻许多。

通过下意识地俯瞰自己的状况，搞清楚焦虑的根源，就能减少引发自主神经紊乱的原因，也能让自主神经紊乱的程度降低。

可以通过下意识**放慢动作**来避免自主神经紊乱，尽量**将动作放慢到平时速度的一半**

在日常生活中，我们只需稍加注意就可以避免自主神经紊乱。前面已经提到过，我们要有调节自主神经的生活习惯以及明确焦虑的根源。这两点固然重要，但我更希望大家在做任何事情时都能下意识地放慢动作。请大家试着将日常生活中的动作节奏放慢。以前要花1秒做的动作现在放慢到2秒就可以。

我在庆应义塾大学橄榄球队担任随队医生时发现：将动作节奏放慢可以防止自主神经紊乱。当时通过机器能够检测自主神经的活动，我认为把动作节奏放慢可能是调节自主神经、提高运动员表现的关键，于是我指导运动员们尝试将自己的动作节奏放慢。结果，机器显示运动员们的比赛状态和平时相比几乎没有出现太大波动，并成功在日本全国大学生橄榄球锦标赛上获得亚军。

当我们感到焦虑时，我们的呼吸会变浅变快。这样一来，交感神经会更加兴奋，自主神经的平衡状态会遭到破坏。

我在本书中第4章介绍了放慢呼吸节奏能够有效应对自主神经紊乱（详情请参见第56页）。理想情况下，我们平日里应该放慢呼吸的节奏，但365天都保持这种慢节奏呼吸是非常困难的。如果强迫自己特意去放慢呼吸节奏，反而会让我们压力更大，结果适得其反。

这时，将动作节奏放慢就非常有用。当我们在心情平静的状态下放慢自己的动作，呼吸也会随动作节奏自然而然变成缓慢的深呼吸。这样一来，我们就可以避免自主神经平衡遭到破坏。此外，放慢动作节奏也能帮助我们整理思绪，让心情变得更加轻松。心情放松也有助于调节自主神经，使其稳定下来。

不管是走路、吃饭还是说话，我们都应该下意识地放慢自己的动作节奏。尤其推荐大家放慢语速，这一举动不仅能够调节自主神经，还能让对方更容易理解自己在说什么，增强说服力，避免自己说错话。

不管是早晨起床、走路还是说话，都不要急躁！事情**越急动作越要慢**，自主神经才能稳定

　　无论男女老少，现代社会都不乏被时间追赶、匆忙度日的人。早上起床后立即洗脸刷牙，随便吃一口早餐就匆匆出门。上班的时候，也是急着去车站赶第一班公交车。到了公司，和同事打过招呼就立即坐在办公桌前开始工作。这样一来，我们完全没有时间休息。

　　有很多事情要忙所以没空休息，或是突然有了急事，这种情况下我们更应该将动作放慢。俗话说得好：欲速则不达。如果一直处于紧张的状态，我们就很难有出色的表现。

　　通过下意识地放慢动作，我们的自主神经会逐渐趋于稳定。自主神经功能平衡能够促进血液循环，使血液输送到全身，身体会变得更加健康；同时，血液也能到达大脑，提高我们的思考能力、注意力和判断力。这样一来，我们就可以让身心保持在最佳状态运转。大家也来试试事情越急动作越慢吧。

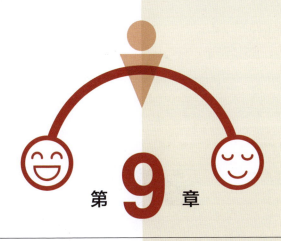

第 **9** 章

改善便秘、腹部肥胖、
腰痛、怕冷、乏力等
让人烦恼的症状的1分钟
自主神经体操

便秘

握腰扭胯

促进肠道蠕动

让肠道深处运动起来，

1 两脚分开，间距与肩同宽，挺胸抬头，笔直站立。左手放在肋骨正下方，右手放在骨盆上方，紧握腰部。

右手放在骨盆上方

左手放在肋骨正下方

紧握腰部

2 慢慢地、大幅度顺时针扭动骨盆4次。

肛门收紧

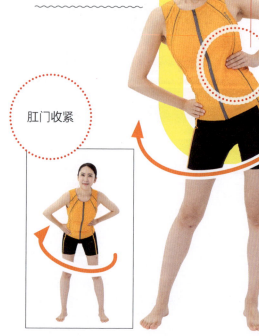

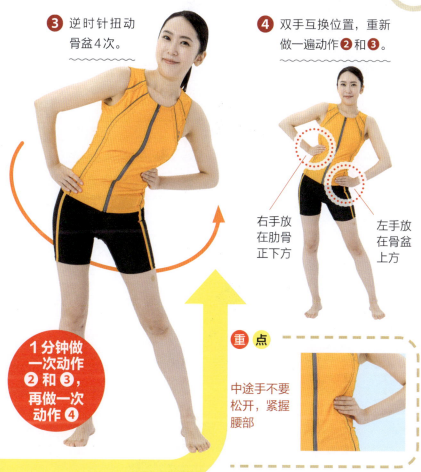

❸ 逆时针扭动
骨盆4次。

❹ 双手互换位置，重新
做一遍动作❷和❸。

右手放
在肋骨
正下方

左手放
在骨盆
上方

1分钟做
一次动作
❷ 和 ❸，
再做一次
动作 ❹

重 点

中途手不要
松开，紧握
腰部

建议

肋 骨下方和骨盆上方刚好是大肠的弯曲处，这里容易
堆积粪便。通过紧握腰部扭动骨盆，可以有效刺激
肠道蠕动。肠道蠕动能力增强后，排便会变得更加顺畅，同
时也可以促进内脏血液循环，使副交感神经更加活跃。

腹部肥胖

深呼吸下蹲

吸气

呼气

燃烧脂肪，促进血液循环，加快代谢，

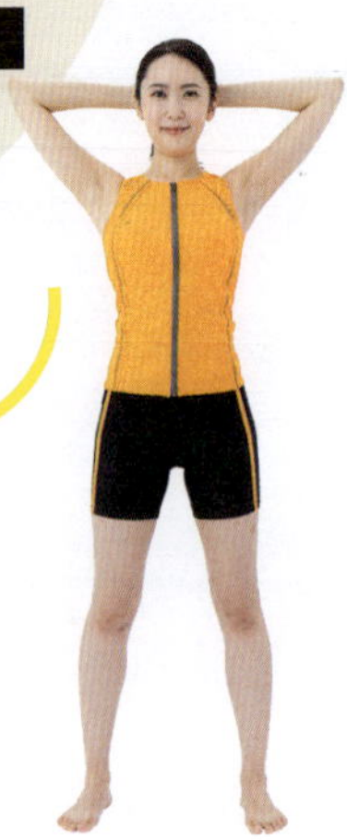

1 两腿分开，间距与肩同宽，挺胸抬头，笔直站立。肩膀放松，双手交叉抱于头后，吸气。

2 花4秒左右的时间呼气，将注意力集中到大腿上，慢慢放低身体重心。

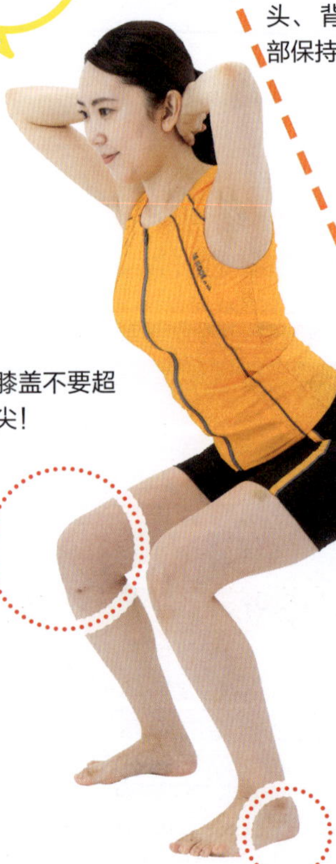

头、背、腰、臀部保持一条直线

注意膝盖不要超过脚尖！

脚跟紧贴地面

**❶至❸
动作为一组，
1分钟做
5组**

早、晚做最佳

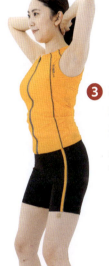

❸ 花4秒左右的时间
吸气，伸直膝盖，
还原到动作❶的
姿势。

身体不要过
度前倾。因
为这样做会
对肺部造成
压迫，导致
无法将气完
全呼出。

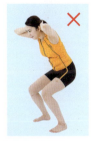

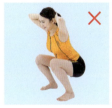

不要过度屈膝。因为屈膝超过
90度会对膝盖造成伤害。

建 议

下蹲锻炼可以同时锻炼大腿前侧、大腿后侧和臀部的肌
肉，能有效收紧腹部和下半身。这几处是身体中较大
的肌肉群，因此对其进行针对性训练可以明显加快代谢、促进
血液循环。下蹲配合深呼吸也可以使副交感神经更加活跃。

肩膀酸痛

扩胸
抬肘放肘

放松肩胛骨附近
僵硬的肌肉

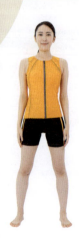

① 两腿分开，间距与肩同宽，挺胸抬头，笔直站立。

② 将手臂抬高至与肩平行，然后并拢。

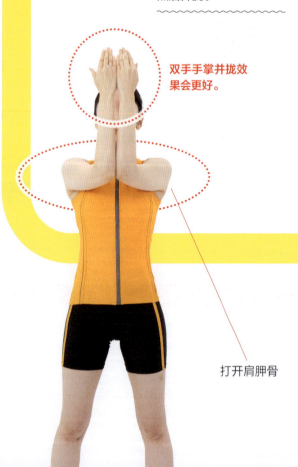

双手手掌并拢效果会更好。

打开肩胛骨

❸ 手臂抬至约与肩膀同高，然后
向左右拉伸，抬肘放下5次。

❷ 和 ❸
动作为一组，
1分钟做
4组

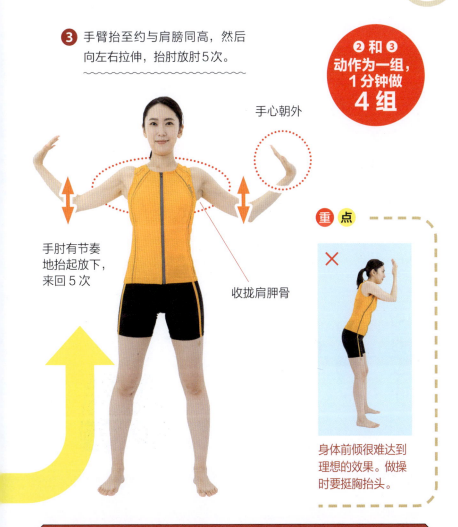

手心朝外

手肘有节奏
地抬起放下，
来回 5 次

收拢肩胛骨

重 点

×

身体前倾很难达到
理想的效果。做操
时要挺胸抬头。

建 议

通 过扩胸，肩胛骨的活动可以变得更加顺畅，扩胸还可以
放松胸部和背部肌肉，有效缓解肩膀肌肉僵硬。这个体
操不仅可以向左右伸展，还可以上下大幅活动，以扩大肩胛骨
的活动范围；同时它也有助于促进血液循环，调节自主神经。

腰痛

身体向前拉伸

减轻腰部负担，放松紧张的肌肉，

① 两腿分开，间距与肩同宽，挺胸抬头，笔直站立。

吸气

用力让肩胛骨向内侧靠拢

手臂尽量伸直

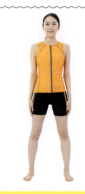

② 举起手臂，两手交叉于头顶。吸气的同时全身向上拉伸。

 重 **点**

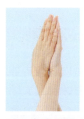

手心合拢做操效果会更好。

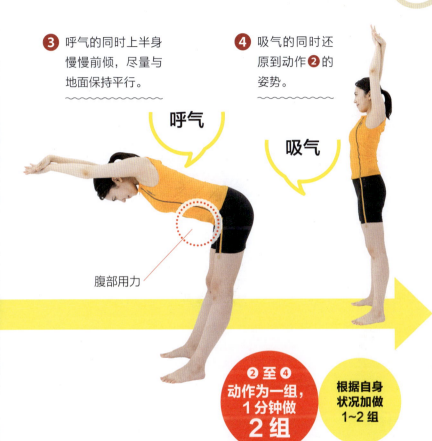

3 呼气的同时上半身慢慢前倾，尽量与地面保持平行。

4 吸气的同时还原到动作 **2** 的姿势。

呼气

吸气

腹部用力

2 至 **4** 动作为一组，1分钟做 **2** 组

根据自身状况加做 1~2 组

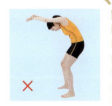

✕ 弯腰时注意手肘、肩膀、背部、膝盖不要弯曲。

建议

长 时间使用智能手机，一直保持低头的姿势会加重背部和腰部负担，引发腰痛。拉伸全身可以放松腹部和背部肌肉，矫正姿势，减轻腰部负担；同时也有助于促进血液循环，调节自主神经。

腿部疲劳／肿胀

扭动脚踝

一次性放松脚踝、膝盖和髋关节

❶ 坐在凳子上，抬起左脚。左手从小腿下方握住左脚踝，右手抓住左脚尖。将左脚踝顺时针扭10次，再逆时针扭10次。

用左手无名指和小指夹住左脚的外侧脚踝，这样更容易扭动脚踝。

重 点

扭动脚踝时，不要把脚抬起来放在另一侧膝盖上。这样会导致脚踝和髋关节难以联动，从而影响体操的效果。

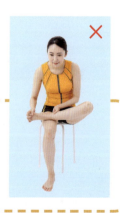

长时间站立
不动或者
走路后做

② 换另一只脚抬起，做同
样的动作。

建议

双 脚长时间不活动也会导致血液和淋巴液堆积。如果
因长时间站立工作等原因没有活动双脚，脚部就容
易肿胀疲劳。放松膝关节和髋关节，扭动僵硬的脚踝使其变
柔软，这样做可以促进血液循环。

怕冷

脚跟和脚尖
一抬一放

促进气血凝滞的下半身的血液循环，让身体暖和起来

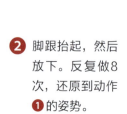

❶ 两腿分开，间距与肩同宽，挺胸抬头，笔直站立。

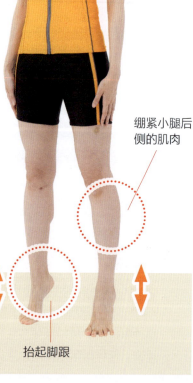

❷ 脚跟抬起，然后放下。反复做8次，还原到动作❶的姿势。

绷紧小腿后侧的肌肉

抬起脚跟

120

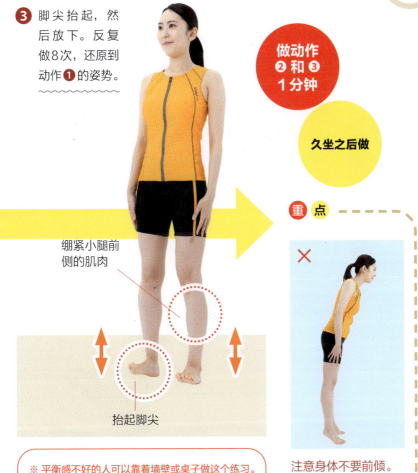

❸ 脚尖抬起，然后放下。反复做8次，还原到动作❶的姿势。

做动作
❷ 和 ❸
1 分钟

久坐之后做

绷紧小腿前侧的肌肉

抬起脚尖

重 **点**

✗

注意身体不要前倾。

※ 平衡感不好的人可以靠着墙壁或桌子做这个练习。

建议

抬 起、放下脚跟可以刺激小腿后侧的肌肉，抬起、放下脚尖可以刺激小腿前侧的肌肉。小腿后侧的肌肉被称为"第二颗心脏"，它可以将下半身的血液输送至心脏，刺激小腿肌肉可以促进血液循环，有助于调节自主神经。

缺乏干劲

双臂回旋练习

促进**血液循环**，
让整个人神清气爽

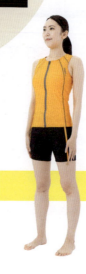

① 两腿分开，间距与肩同宽，挺胸抬头，笔直站立。上半身尤其是手腕要放松。

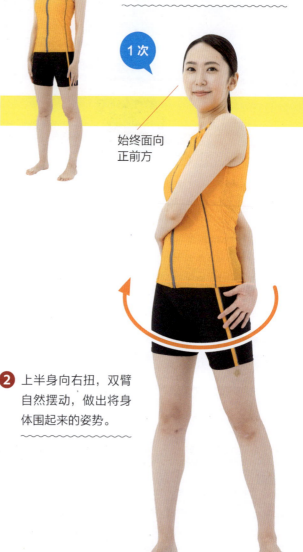

1 次

始终面向
正前方

② 上半身向右扭，双臂自然摆动，做出将身体围起来的姿势。

122

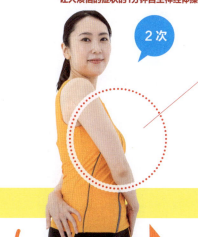

2 次

手肘保持
放松状态

❷ 和 ❸
动作为一组，
1 分钟做
16 组

❸ 接着上半身向左扭，双
臂自然摆动，做出将身
体围起来的姿势。
※ 反复做动作 ❷ 和 ❸ 。

重 **点**

无须特意扭转手
臂，随身体自然
摆动手臂即可。

建议

有 时候缺少干劲可能是大脑神经递质之一的血清素不
足导致的。大约 90% 的血清素在肠道中产生。通
过有节奏地左、右扭动腹部可以刺激肠道，促进血清素分泌。

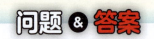

问题7　一直以来都被便秘所困扰。除了做操之外，还有什么好的解决办法吗？

答案　如果在早、中、晚坚持做1分钟自主神经体操，就能够调节自主神经，使其更加平衡，促进肠道蠕动，有助于治疗便秘。另外，对于便秘久治不愈的患者来说，除了上述体操，我推荐再做一套第110页介绍的"握腰扭胯"。透过皮肤直接对肠道进行刺激，有助于促进肠道活动。

此外，要治疗便秘，改善肠道环境也很重要，可以多吃 些能够改善肠道环境的发酵食品，比如酸奶、泡菜等；也可以吃一些"黏糊糊的食物"，如海带、蘑菇等。这类食物富含水溶性膳食纤维，可以增加粪便中的水分，使其变软。

问题8　做1分钟自主神经体操时有没有什么要注意的事项？

答案　在做1分钟自主神经体操时，尽量保持正确的姿势。因为圆肩和驼背会影响我们做操时进行深呼吸。

保持圆肩和驼背姿势向前拉伸时，胸部周围的呼吸肌（用于呼吸的肌肉）难以发力，没办法将气体充分从体内呼出。同时，由于胸腔无法扩张，也无法将气体充分吸入体内。也就是说，姿势不正确会导致呼吸变浅、变快，交感神经也会更加活跃。这样一来，自主神经就会紊乱。

做1分钟自主神经体操时保持正确的姿势，并将其当成习惯一直坚持下去。这样不仅可以调节自主神经，还可以纠正平时的姿势，也有助于避免自主神经紊乱。

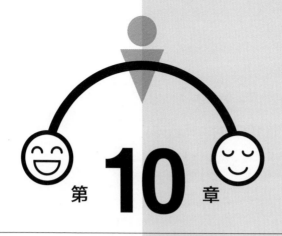

第 **10** 章

失眠、高血压、头晕、腰痛、多年便秘都能有所改善！做1分钟自主神经体操的案例合集

困扰多年的便秘和腹胀有所改善，血压也从230mmHg降了下来，不再需要吃降压药（88岁，女性）

五十岚文江 / 88岁

我现在和儿子一家住在一起，从做饭、洗衣服到扔垃圾，所有的家务我都一手包揽，我自己一个人出门也完全没问题，精神得很。周围的人也说我看起来很年轻，一点也不像八十多岁的人，听了这话我还挺开心的。这都得益于我每天坚持做的"1分钟自主神经体操"。

我年轻的时候血压就高，去了好多次医院，也一直在吃降压药。但是，症状一直没有改善。随着年龄越来越大，我还患上了腰痛和便秘。有时我也会感慨："行动真是越来越不方便了。上了年纪真难受啊！"

有一天，儿子向我推荐了小林弘幸医生提出的1分钟自主神经体操，问我要不要做。抱着试试的心态，我开始和儿子一起做这套体操。

做操的效果非常明显。神奇的是，坚持做操一段时间

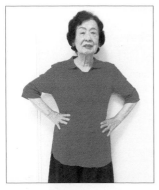

正在做"握腰扭胯"体操的
五十岚女士

后，我的收缩压（正常值应该在130mmHg以下，1mmHg ≈ 0.133kPa）从230mmHg降到了130 ~ 140mmHg。之后我一直坚持做1分钟自主神经体操，血压保持在正常范围内，现在我已经不用再吃降压药了。

还是要感谢1分钟自主神经体操，现在我背也不驼了，腹胀和腰痛的情况也有所缓解。不仅如此，通过做这套操，我还将自主神经调节平衡了，改善了肠道环境，困扰我多年的便秘也治好了。

自主神经体操尽管名为体操，但实际上只有坐着轻轻拍打头部和脸部（参考第74页），坐着晃动膝盖（参考第82页）这样非常简单的动作。虽然动作幅度并不大，但是每次做完操我都感觉身体暖洋洋的。据说这门体操可以促进血液循环，调节自主神经，有助于改善各种症状。通过简单的动作就可以维持身体健康，这是多么令人高兴的事情啊！

我现在仍然在坚持做1分钟自主神经体操。早、晚各做一遍，泡澡的时候，或者站着的时候顺便做一会，什么时候有空就什么时候做。不用特意留出空间，随时随地都可以做，真的非常方便。我想一直坚持下去，大家可以根据自己的生活节奏合理安排时间。

因工作和育儿压力经常头晕失眠，做了1分钟自主神经体操后情况好转，现在不再失眠（35岁，女性）

荒城阳子 / 35岁

我是一名教师，最近正在休产假，但怀孕之前每天都忙着工作。由于每天长时间工作，我常常因为过度劳累而生病。再加上经历了妊娠和分娩过程后开始育儿，长年累月的压力导致我的自主神经开始紊乱。渐渐地，我开始受到头晕、失眠和便秘的困扰。

就在这时，我接触到了1分钟自主神经体操。我的丈夫和我一样，饱受身心不适的困扰。他了解到1分钟自主神经体操后把它分享给了我。通过调节自主神经，就能够增强人类本身具备的自愈能力，我觉得这真是太神奇了。于是抱着试试的心态，我和丈夫一起做了一段时间的1分钟自主神经体操，效果确实非常明显。

1分钟自主神经体操中的每个动作都非常简单，很轻松就能学会。做完操后，我从指尖开始手脚会逐渐变暖，整个

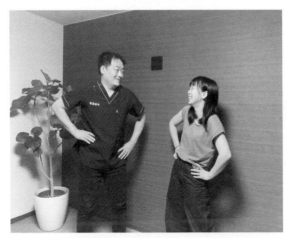

正在和丈夫一起做"握腰扭胯"体操的荒城女士

身体也会放松下来，感觉非常舒服。那天晚上我难得睡了一次好觉，一觉睡到天亮，真的非常开心。

我丈夫开了一家按摩院，我向顾客们也推荐了1分钟自主神经体操，这套操的动作非常简单，就算是孩子也能轻松学会。许多家长在家里和孩子一起尝试后，都反馈道："感觉身体暖暖的，很舒服"。无论是谁在任何地方都能够轻松完成1分钟自主神经体操，这正是它的优点之一。

育儿之余，我依然每天抽空做1分钟自主神经体操。通过做操，自主神经调节到了平衡状态，因此我的身体现在非常健康，基本不会生病。我觉得1分钟自主神经体操对缓解育儿疲劳也有一定帮助。

1分钟自主神经体操缓解了30多年的腰痛，血压、血糖、血脂和尿酸值都保持在正常范围（65岁，男性）

石井郁 / 65岁

我之所以开始做1分钟自主神经体操，是因为常年受到腰痛困扰。我想这可能是工作时长时间久坐而导致的。30多岁的时候我还扭伤了腰。

从那以后，工作一忙起来我的腰痛就会加剧，非常痛苦，没办法久坐。为了缓解腰痛，我平时都会端正姿势。听说适量运动很重要，我还会配合自己的身体状况慢跑或者散步，但效果并不明显。长期的腰痛让我苦不堪言，就在这时同事向我推荐了1分钟自主神经体操。

"真的有用吗？"——抱着怀疑的态度我尝试做了一段时间，发现这门体操确实很有效。它不仅缓解了腰痛，而且还让我感觉神清气爽。从那以后，我一直坚持做1分钟自主神经体操。也多亏了1分钟自主神经体操，现在我能够忽略

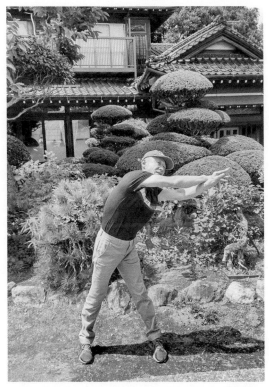

正在自家院子里做"双手交叉转动上半身"体操的石井先生

疼痛，专心工作。当我感觉疲惫，腰部疼痛的时候，我也会做体操。

人到了五六十岁，可能从外表看起来很健康，但身体其实已经在加速衰老。我周围有很多朋友，不仅得了腰痛，还患有膝盖、肘部、手脚等关节疼痛，以及高血压、便秘等问题，需要经常到医院接受治疗。

我现在65岁了，每天早上都会做一些农活，然后运动一会，比如慢跑、散步，同时一周还要去市政府工作4天。我一直没出现过高血压、高血糖、血脂异常、痛风这些中老年人常见的健康问题，身体很棒。这也是1分钟自主神经体操带给我的好处。我是经同事介绍开始做1分钟自主神经体操的，现在我也在把它推荐给身边的人。

压力堆积时，1分钟自主神经体操能有效缓解压力，做完操后身体轻盈，感觉放松（42岁，男性）

橘享平 / 42岁

我原本就对自主神经很感兴趣，经常参加小林弘幸先生的讲座。1分钟自主神经体操可以刺激平时很难活动到的肌肉，我能感觉到做完操后肩膀和腰部的活动范围变大了。我特别喜欢坐着轻轻拍打头部和脸部（具体方法请参见第74页），每当工作忙碌、压力堆积时，我都会做这个动作来缓解压力。

作为一名针灸师，除大人外我还接待了许多孩子，从当地的小学到高中，囊括了各个年龄段。其中大多数都是像成年人一样的运动员，参加田径、游泳、棒球等比赛。虽然他们平时都很努力，积极参加社团活动，但由于运动带来的伤痛问题，他们往往无法取得预期的表现，有许多人为此而苦恼。

我向这些孩子也推荐了1分钟自主神经体操。结果，许多孩子在做完操后都会高兴地和我说"感觉身体一下子轻松

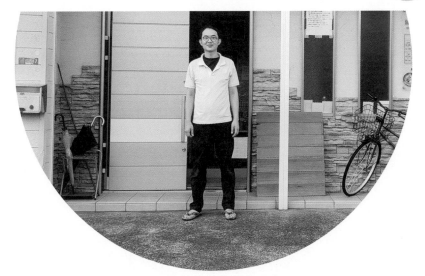

这是压力堆积的时候，会轻轻拍打脸部的橘先生

许多"，有些还会笑着告诉我"赢了比赛"。

通过观察现在的孩子，我发现他们不管是在学校还是在社团活动中，都被迫面临激烈的竞争，这样很容易使压力堆积。

实际上，当我见到这些孩子的时候，他们总是很紧张，表情僵硬。我总是建议他们轻轻拍打头部和脸部，有趣的是，拍打过程中他们的表情会逐渐变得柔和，我能够感受到他们更加放松。

1分钟自主神经体操有三大好处：简单易上手；适合所有年龄段的人；容易坚持、容易见效。

弯腰或拉伸时腰痛问题十分严重，通过做1分钟自主神经体操情况有所好转，手脚冰凉的问题也得到了改善（48岁，女性）

大塚优纪 / 48岁

我年轻的时候总是手脚发冷，为此非常苦恼。过了40岁，除了感到手脚冰凉，我还得了腰痛和脚肿的毛病。这可能是因为我从事化妆品销售工作，总是站着一动不动的缘故。

得了腰痛的人可能会了解，弯腰或者拉伸的时候会感到剧烈的疼痛，忍不住想大喊一声。

而且每天下班回家，我的小腿都肿得像气球一样，整只脚也会浮肿。小腿被称为"第二颗心脏"，因此我很担心，总是在想：按现在的状态可怎么办才好。

我觉得手脚冰凉、腰痛和脚肿都是长时间保持同一姿势，或是缺乏运动导致血液循环不畅导致的。因此我开始注意饮食，去健身房锻炼，但情况完全没有好转。就在这时，我听说1分钟自主神经体操可以很好地缓解手脚冰凉、腰痛和脚肿等症状。

虽然我之前也做过类似的拉伸运动，但效果并不明显，因此一开始我对这门体操抱着半信半疑的态度。但实际尝试过后，我发现做完操身体会变得暖和起来。运动完有这样的感觉，这对我来说还是第一次。

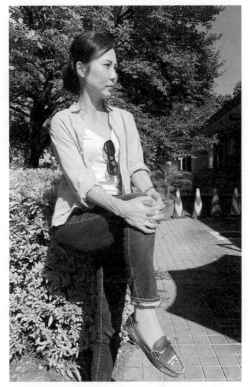

每天早上都要做 1 分钟自主神经体操的大塚女士

亲身体验到1分钟自主神经体操的效果后，我决定继续做操。坚持一段时间后，我的脚肿得没有那么厉害了，手脚冰凉的问题也得到了改善。之前折磨我的腰痛也好了。

我现在每天早上都会做1分钟自主神经体操。如果您也被腰痛、脚肿或怕冷等问题困扰，一定要试试这门体操。

现代社会中充满各种各样的压力，即使想要发泄压力也难以如愿。这样一来，自主神经自然而然就会紊乱。

因此我觉得，能出版本书真是太好了。通过做本书中的1分钟自主神经体操，我们可以凭借自身将紊乱的自主神经调节平衡。关于本书中介绍的1分钟自主神经体操，不管是谁，无论在什么地方都可以马上开始锻炼。虽然夸奖自己创造的体操很难为情，但我还是想说，希望能让尽可能多的人接触并尝试1分钟自主神经体操。基于我研究自主神经几十年来总结出的庞大的知识体系，我坚信1分钟自主神经体操是应对现代压力社会的有效措施。

最近，似乎有越来越多的人接触到"自主神经"这一概念。但很多人可能还只是停留在知道的层面，并不了解它具体有什么作用，以及自主神经紊乱会给我们的身心造成何种影响。

毫不夸张地说，自主神经不仅会影响身体健康，而且还会对我们的人生产生巨大影响。希望通过阅读本书，您能重新认识到调节自主神经的重要性。我衷心希望您能充分利用书中的内容，健康、充满活力地度过每一天。

顺天堂大学医学部教授　小林弘幸

作 者 简 介

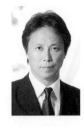

小林弘幸
顺天堂大学医学部教授

　　毕业于顺天堂大学医学部，1992年获顺天堂大学医学硕士学位；曾就职于伦敦大学附属英国皇家儿童医院外科、三一大学附属儿童研究中心、爱尔兰国立儿童医院外科，后担任顺天堂大学医学部小儿外科讲师、副教授，顺天堂大学附属医院医疗安全办公室主任等职务；作为日本研究自主神经的第一人，他曾参与指导艺术家、职业运动员、文艺人士的身体调理过程，帮助他们提高表现；同时，小林弘幸教授在顺天堂大学附属医院开设了日本第一家治疗便秘的门诊，并凭借"肠胃专家"这一称呼为人所熟知；他提倡人们培养健康的身心，曾向大众介绍多种能够改善肠道环境的食物，并创造拉伸体操等来调节自主神经和肠胃；他曾出版多部著作。